戚融
愛珠惠存

平安

雁[illegible]

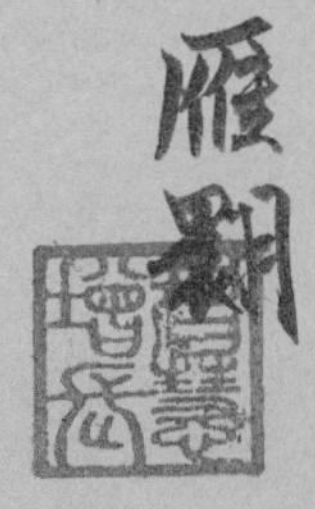

用愛，送你遠行

台灣安寧照顧基金會　企劃

【目錄】

Part 2 ——— 離別前，讓我陪在你身邊

Part 3——這一刻，我還能為你做什麼？

「謝謝，再見。」

台灣安寧照顧基金會董事長　楊育正

我曾經照顧過一位癌末病人周小姐，在她生命最後時刻，準備返家之前，她在醫院走廊的推車上，用微弱的氣息在我耳邊說：「謝謝，再見。」當時，我自認盡心盡力治療病人，也用同理心陪伴他們面對疾病，卻不免在送別的時刻，一再陷落於哀傷之中。

在教學上，我也竭力將服事病患的信念傳承給學生，希望能傳藝也傳心，而這樣的初心，直到我自己罹患了癌症，才真正地深刻體會。

在垂危病榻的時日裡，我承受著抗癌治療的辛苦，還曾二度因嚴重感染，跟死亡擦肩而過。當時我的太太在床邊握著我的手，哭著說：「你就這樣要走了嗎？就這樣走了嗎？」

但也正是這段面對死亡的過程，讓我重新，也從「心」體會德國哲學家海德格（Martin Heidegger）的名言：「人只有跟自己的死亡相遇，真實的自我才會顯現。」

我是如此資深、專業的醫師，但整個治療過程所經歷的茫然和恐懼，讓我深切反省多年來的自信：在這之前，我何曾真正體會病人真實的感受？

《聖經》馬太福音12章20節上說：「壓傷的蘆葦，祂不折斷；將殘的燈火，祂不吹滅。」感謝上帝恩典，我不只活了下來，還帶著潔淨過的心靈，重回我熱愛且投入大半生的臨床工作；並在安寧照顧基金會擔任董事長，有機會同時從醫師和病人的角度，將生命故事分享給更多人，還參與多項推動、倡議安寧療護的重要工作。

我深刻領悟到，原來經歷這些苦難，可以讓我用心看見重病患者、生命末期病人，甚至他們的家庭正在經歷的痛苦，進而能以更堅定卻更柔軟的方式，貼近這些哀傷的心靈。

「看見病人的苦」，正是安寧療護最核心的意義啊！

安寧照顧基金會推動國內安寧療護至今已逾三十載，面對末期病人的醫療照護，從早期不惜一切奮戰到底、追求生命的長度，轉變為強調安適與尊嚴的生活品質；從癌症病人的安寧療護，拓展到漸凍人、非癌疾病與衰弱老人；加上台灣率亞洲之先，通過《安寧緩和醫療條例》和《病人自主權利法》，在在讓安寧照護能夠尊重自主，出於情也合於理，而我何其有幸，可以身在其中。

這本《用愛，送你遠行》，就是希望藉由一篇篇深刻體驗並經反芻的好文，帶領讀者彷彿置身現場，看見生命終點線前的掙扎、不捨、釋然及溫暖。

縱然醫療有限、年日有限，但關懷與同理不受局限，我們都能為有限的生命，增添一點感動心靈的亮光，不只照亮病人和家屬，也照亮你我前行的路。

我行醫超過四十年，照顧過的病人不計其數，但我的耳邊依然時常響起那個微弱但堅定的聲音：「謝謝，再見。」提醒我勿忘推動生命末期尊嚴的使命。希望安寧療護能持續發展，幫助更多、更多病人；希望你、我、他在人生終站前，也能說出「謝謝，再見」，微笑道別。

Part 1

謝幕時，留下愛與尊嚴

做出自主的選擇，
常常說愛與道謝，
整理回憶的片段……
都是爲了——告別不留遺憾。
人生終將一別，
於是我開始學習道別，
儘管如此，
在你離開後，我依然
在練習著說再見。

如果有一天，我們說再見

趙可式

我有虔誠堅定的宗教信仰，堅信死亡以後還有永生，所以在世上多活幾天，或少活幾年，又有什麼關係呢？重要的是活在世上時要有品質、有尊嚴！

雖然我參與了安寧療護的實務與宣導推動近四十年，也參與了台灣相關的兩部法律：《安寧緩和醫療條例》及《病人自主權利法》之醞釀和立法過程，但因為在臨床上看到無數的實例，對於自己的大限來到時，仍有些掛慮！

如果有一天，我們說再見，我的掛慮是：

掛慮1：醫療過度或醫療不足

如果我病入膏肓，請勿在我身上用醫療的十八般武器，過度的醫療是對病人的酷刑！

然而如果我還有救，或為了保持生活品質，該用的醫療仍得使用，否則就是草菅人命！所以我必須用書面簽下「預立醫療委任代理人」，並以書面載明委任意旨，在我無法表達意願時，由代理人代為簽署各種醫療措施。

掛慮2：親愛的家人切勿為了不捨而違背我的意願

這個世間太多案例在病人已經沒有行為能力時，家屬作主但卻完全違背了當事人的意願。

我早已按照《安寧緩和醫療條例》及《病人自主權利法》簽署了有效的法律文件，但卻擔心當我意識不清時，家屬擅自作主，根本不理會我在之前清醒時的交代。有的家屬確是因著愛、捨不得、觀念等善意的理由；有些卻可能是自私不可告人的理由，如遺產問題、想擺脫負擔、病人還有某些利用價值等！可憐的我就會被當作「廢物利用」了。

我親愛的家人行行好：我不怕死，但害怕痛苦；不怕生病，但害怕纏綿病榻，苟延殘喘，不死不活地拖延時日；不怕吃藥打針，但害怕插管開洞，失去人形；不怕需要別人來照顧，但害怕照顧者不讓我有尊嚴。

因為我有虔誠堅定的宗教信仰，堅信死亡以後還有永生，所以在世上多活幾天，或少活幾年，又有什麼關係呢？重要的是活在世上時要有品質、有尊嚴！請家人了解我的人生觀，並予以尊重。

掛慮3：醫療團隊要能保護我的自主權，勿讓家屬越俎代庖

醫療團隊為了息事寧人或清官難斷家務事，大多聽從家屬的意願，法律文件形同虛設。所以希望我的醫療團隊要能挺起肩膀，保

護我這個廢物仍能受到尊重，不要被利用喔！

也希望法律能更加完備，就如同《兒童及少年福利與權益保障法》一樣，在必要時，為了病人的福祉，可以違背家屬的意願行使醫療行為，並能受到法律保障。我現在就開始在積極尋找這樣的醫療團隊，並與他們充分溝通，以備不時之需！

掛慮4：最儉樸的告別式，最簡單的喪葬

我參加過上千場的告別式，大多對亡者歌功頌德。如果在我自己的告別式中也如此，可能會生死兩不安啊！我在世時，是一個常常犯錯的平凡小人物，不必在告別式中絞盡腦汁，查辭典找尋美言，我的靈魂會覺得噁心。所以只要最儉樸的告別式，或者根本不需要告別式。

我希望在生命的最後時日，仍能清醒地與親友「四道人生」：道歉、道謝、道愛、道別！這豈不是比在告別式上去「道」好多

了？至於喪葬，那更不重要了！我希望海葬，只擔心吃了我的骨灰的海洋生物會不會得癌症？因為我全身都是癌細胞！

掛慮5：心心念念惦安寧

我一生只做一件事，就是推展安寧療護！從三十歲開始照護末期病人；四十歲出國學習安寧療護；四十六歲返台投入臨床服務、教育及政策推動；一路走來跌跌撞撞，開了五次刀，以一個癌症晚期病人的體會，同感共情病人的苦難。

然而，安寧療護的理念至今仍未普及；醫護人員的教育仍欠缺；臨床服務的品質各醫療機構參差不齊；政策與法律還待完備。我如清風歸去，同志仍須努力！

掛慮6：死亡為禁忌的中華文化是時候改變了

數千年來，優美的中華文化一直視死亡為禁忌。在中華文化下的台灣也不例外。但是死亡卻在生活中如影隨形，時時處處離不開與死亡相關的事物。雖云「千金難買早知道」，「但有一天我一定會死」卻是不費分文就可以買到的「早知道」。感謝安寧照顧基金會持續倡議，讓國人不斷地觸及並省思這個人生大事，漸漸改變了禁忌的文化，我們的文化將更美麗、更健康！

趙可式

國立成功大學醫學院名譽教授、第十四屆醫療奉獻獎「特殊貢獻獎」得主。趙可式長年以提升台灣臨終照護的臨床服務品質、醫療專業及民眾的社會教育、立法修法、政策、本土化研究，被譽為「台灣安寧療護之母」，更於二〇二〇年獲名列「全球安寧緩和醫療護理貢獻榜」殊榮。

爺爺，一路好走

大師兄

我在殯儀館學習到最大的功課，就是不留下遺憾。我們看過太多太多人在生前沒辦法好好溝通，而在往生之後，才在冰冷的遺體面前痛哭懊悔。

「棺材裡裝的不是老人，而是死人。」

這句話是我在火葬場工作的時候，最常聽到的一句話。

我們家火葬場有六個火爐，九點一班，十一點一班，十三點一班，十五點一班，十七點一班。在所謂的「好日子」裡，幾乎都是客滿的。我們這些工作人員，每天接觸那麼多往生者，敢不敢說自己長時間待在這裡，每天看呀看，就看破生死了呢？

其實我們不敢。因為我們看的都是別人家的喪禮，而不是自己家的。當自己家人遇到了需要被我們服務的時刻，說不定，我們才是最脆弱的那一群。

一通突然的電話

去年五月，我爺爺走了。跟一般的老年人一樣，年紀到了，然後衰老，再來就是一瞬間，我們家族的主幹沒了。得知這消息的時候，我人還在上班。

當時，我正在替一位往生者服務，將他的骨骸，裝進骨灰罐裡。家屬一個個站在旁邊，仔細地看著他們的爸爸，再小一輩的則看著他們的爺爺，骨頭一片片經過我的手，慢慢地放入骨灰罐。偶爾穿插著我跟他們介紹哪塊骨頭是骨盆、哪塊是腳骨、為什麼會黑黑的、為什麼會紅紅的。

正當他們聽得入迷的時候，我口袋裡的手機卻很不正常地響個不停。突然間，我的眉毛也一直跳動，心中總覺得好像有什麼事情發生，所以我跟家屬們說了聲抱歉，就去一旁先接起手機。

「你快來醫院一趟，爺爺走了。」

電話那頭，出現的是表哥的聲音。

我聽完之後，掛上了電話。桌上的骨灰還有一半沒撿完。我一邊彎下腰賠罪，一邊繼續撿。撿著撿著，我哭了出來，家屬一臉疑惑地看著我，而我卻一邊哭，一邊幫他們的家人服務。

「他哭得那麼慘，該不會是爸偷生的吧？」

耳邊突然聽到家屬的玩笑話，我臉上還有淚，卻笑了出來。

「對不起，我爺爺走了。」

剎那間，那群家屬也不知道該說什麼。

「你……節哀。」

「你們也節哀。」

說完之後，我們突然尷尬一下，然後笑了出來。

他們沒想到自己辦喪事辦到最後，還要跟火葬場的工作人員說聲「節哀」。而我也沒想到，我裝骨灰裝到一半，居然家屬還要跟我說「節哀」。

這次讓我為您服務

服務完後，我立刻衝到那家醫院。那間往生室，是我之前當接體員的時候，再熟悉不過的地方。我們在那邊服務過倒在路旁被送過去的遊民，服務過單身在家往生的榮民伯伯，服務過出車禍的年輕人，服務過無數的往生者，但是沒想到，我今天來，是服務自己的爺爺。

我慢慢地走向病床旁，床的旁邊都是我熟悉的面孔：痛哭流涕的姑姑、一旁安撫的姑丈、表哥跟表姊互相安慰、伯父很焦急地拿著手機在連絡。我突然間覺得很神奇，這畫面是我已經看過無數次的畫面，我們總是將手放在肚子前，慢慢地看著家屬發洩情緒，當時間差不多的時候，我們再跟對方說：

「請節哀，接下來交給我們。」

我慢慢走向爺爺，爺爺已經被裝入屍袋，我輕輕打開屍袋，看著裡面那毫無生氣的老人，我的嘴巴想說些什麼，但什麼話都還沒開始說，就看到我的眼淚滴在爺爺的身旁，我趕緊擦擦爺爺身旁的淚，因為我們做葬儀的，總是跟家屬說：

「眼淚不要滴在往生者身上，他感受得到你的難過。」

但我還是克制不了自己，我一邊擦、一邊流淚。

突然間，有人拉住我，我一回頭，啊，是某家葬儀社的弟弟。

「大師兄，你節哀，剩下交給我們就好了。」

「沒關係，我想自己來，我服務過那麼多人，沒道理我自己的爺爺，我不服務。」

我擦乾了淚，將爺爺抬上擔架，然後上了接體車。

道歉、說愛，不留遺憾

我知道，我一直都知道，年邁的爺爺，這樣一瞬間離開，其實是再好不過的一件事情。他不會像我爸爸一樣，因為中風而躺在床上變成植物人，在生命的最末端，靠著喘息來代表他活著，其實這樣已經很好了。但是我的眼淚，還是很不爭氣地流了下來。

在整個治喪的流程中，我天天都去冰庫看著我爺爺，有時候我會想跟他說話，但我發現，其實在他生前，我已經把想說的，都說完了。對於爺爺的離開，我有不捨，但是不留遺憾。

我常常跟人說，我在殯儀館學習到最大的功課，就是不留下遺憾。我們看過太多太多人在生前沒辦法好好溝通，而在往生之後，才在冰冷的遺體面前痛哭懊悔。我總是提醒自己，千萬不要讓自己變成這樣。人生嘛，該道歉就道歉，該說愛就說愛，千萬不要留下遺憾。

至少對於自己的爺爺，我做到了。而我最想說的話，也是一句祝福：

「爺爺，希望你一路好走！」

希望大家也可以在面對家人走的時候，給予祝福，不留遺憾。

大師兄

本身為殯葬從業人員，過去因PTT Marvel版「接體員的大小事」系列文章爆紅，進而出書成為暢銷書作家。自幼面對父親嗜賭、外遇、家暴，曾經一度想尋短，然而卻在父親病後毅然陪伴照顧長達八年，也因父喪籌辦葬儀的過程發願助人，而踏入殯葬業。大師兄多年來服務過上千位往生者及其家庭，站在生與死的界線邊緣，看見人生百態，對生命也有另一番超然。

自主的輪廓

謝宛婷

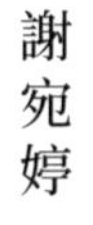

有的時候，我們得讓病人的努力，有個可以暫時歇息、喘一口氣而不感覺罪疚的依靠；也得讓那份努力，不因爲沒有療效的無奈，而削弱曾有過的鏗鏘力量。

三顆綠色牛奶果的滋味猶在舌尖，郭大哥已經在他果園旁的老家，悄然與我們告別。

昔日接下這三顆牛奶果的時候，郭大哥和大嫂的言語猶在耳際：「這是最後一批了，果子長得醜，但還是很甜的，您試試嗎？」接受水果的我本當致上謝意，但郭大哥卻略帶著不好意思，覺得讓我吃季末的果子，太不夠誠意。

我接下果子後問他：「回老家果園的時候，還能摘水果嗎？」我一直記得他的回覆，透露著極隱微卻清晰無比的愧疚。

「現在，都太太做了。」

一路都是太太陪著他，郭大哥的症狀複雜曲折，心境也如是，但太太總是恰如其分地在他身邊。那時，他連維持好自己的體力和生理狀態顯然都是難事，無法好好在樹下站穩，遑論勝任果園裡的工作。一路與自己的角色價值和尊嚴討價還價，直到最後不得不妥協的無奈，還是自他從來不急促的語氣中顯露無遺。

目光炯炯的生命鬥士

首次接手照顧郭大哥的時候，各種管道的交班都是說：「他很有自主意見，不甚好溝通！」負責他病房段落的護理師，常常急著交代：「絕對不能讓他的膀胱沖洗不順喔，否則他會抱怨自己不舒服，就會需要有人立刻去調整。」

那次郭大哥沒有與我說上幾句話，他由於腎臟腫瘤合併膀胱與輸尿管侵犯，持續與血尿搏鬥，來到安寧病房嘗試膀胱沖洗，並且讓太太學習返家後的照護技巧。

他們和放射腫瘤科醫師商定，進行緩和放射性治療嘗試止血的計畫，待照射部位確認後，他便急著回家。然而不過幾週，他就因為放射性治療引致的副作用——嚴重的腹瀉，又回來住院。

長時間洗腎導致的暗沉膚色、副作用折騰後更加消瘦的身體、膀胱依舊大量出血而蒼白的臉龐，扛著這病的他，像扛著一塊薛西弗斯的大石。他的眼神依舊炯炯，然而掩不住眼神深處的疲憊與無奈，那是一種心理與靈性層次的損耗。

以往郭大哥總是積極詢問療方，嚴格要求自己、太太及團隊配合，但是這一次，除了對於身體不適較侃侃而談外，他語帶猶豫地問我：「我真的一定要一個禮拜洗腎三次這麼多嗎？」

我沒有正面給他答案，而是先問他：「您肯定是有什麼感覺或想法，才這樣問我的吧！」他也逗趣，沒有給我正面的答案，只對我說：「我啊，怎麼樣都無法跟洗腎室的醫師和護理師溝通。」

「不好溝通」背後，是深深的無奈

我想起初次與他見面時，那些來自四面八方的交班：「他不好溝通！」如今，倒是他跟我抱怨別人無法溝通了，令我不禁莞爾。但他既然不想明白跟我說自己的感受與擔憂，我也不急著催他，索性先問問，溝通這件事，有沒有什麼我能幫上忙的？

殊不知，他竟然飛快給了我一個明確的答覆：「我想要一週洗腎一次或兩次就好，但我想，可能要你們醫療人員對醫療人員，才說得通吧，我自己講是沒有用的。」因為本來就認同他的狀況可以從一般透析轉換為緩和透析，我自然承諾代他與洗腎室團隊溝通。

但我仍然好奇，如果他已經從多次的醫療訊息及自身的感受上有了決斷，那麼他到底是怎麼向洗腎室團隊說的，會讓彼此的頻道難以一致呢？

而這個答案，直到他真的改成一週洗腎兩次，並且能夠和洗腎室團隊互相配合的那一次出院前，他才告訴我。

「每一次，我都覺得自己洗完腎後就像死了一回，我一直都很努力配合治療，想努力地活下去，但是我後來發現，我更擔心副作用會提前把我帶走啊！從生病開始，我一直找方法治療，你們醫生講的，甚至你們醫生沒有講的，我都努力去做了，但血尿還是在，身體還是繼續消瘦，洗腎也不會有好精神，每隔三天就要輸血，藥物根本吃不下去。」

「我很感謝洗腎室護理師的關心，但每次我到洗腎室打針的時候，她們總是問我，你的血尿怎麼不去找泌尿科醫師處理呢？不行的話，腫瘤科醫師、放射腫瘤科醫師，你找過了沒？你這麼瘦，要不要去打營養針啊？你洗腎兩次，毒素如果積起來怎麼辦？」

他一股腦兒像要抒發壓頂般的無奈，向我說了這一大串話。「我知道你們都是關心我，但是，能做的我都做了啊，我不是不努力，可是每次被關心的時候，都好像我對自己的身體不夠用心一樣。」

在「積極治療」與「順其自然」之間尋求平衡

我頓時無語，此刻不想對他說「這些醫療人員都是關心你啊」這種無濟於事的回話，關心是事實，但不是他所需要的理解與陪伴。不曾聽過這些心聲的醫療人員，或許還真不知道，我們所謂的關心，曾幾何時已成了一種行禮如儀，甚至在病人身上構成壓迫的感受。

沒有人不想努力，但生命除了努力，還得有帶著諒解的放鬆相襯著，這份努力才能維持彈性，而不至於成了一句精神口號，充滿空洞的生硬壓力。關心之難，莫過於此，不是學會幾招陪伴的技巧、幾句同理的言語，就能一路暢通。

更多的時候，我們只能把關心的話先擱在心頭，不帶任何立場地看一看、聽一聽，這一路以來，病人到底經歷了什麼，他們是否痛苦於自己的選擇卻仍堅持著？還有，如何對那些我們未必認同，或在當事人心頭矛盾著的方向，傳達一聲：「無論如何，你都做得很好了！」

一方面，郭大哥為自己的醫療選項捍衛到底，不肯認輸，拚了命在死胡同裡找新招；另一方面，他在過程中決定減少洗腎次數、擔心抗生素的副作用遠大於效果而不想繼續使用，甚至極為清楚地知道：輸血在自己的病況上幾乎已經是無效醫療，不想再住院。這樣的他似乎在「撐下去」或「順其自然」的決定上有所衝突。

居家護理師便在團隊會議時，邀集大家一起來討論他的狀況。我分享自己與他這段時日的相處，試著傳達我看見的：想要努力或覺得自己已不再能夠努力的他，都是同一個人，而且，這樣的並存很好，那正是他不疾不徐整備自己善終之路極重要的平衡過程。

我們對話的那次，是他最後一次住院，後來返回安寧居家照護。居家護理師有一次告訴我：「謝醫師，妳知道嗎？當妳對他說，你可以一週洗腎兩次就好，可以不要用抗生素，他有多開心，他一直很怕自己在副作用下沒了命，所以心裡是很感激的，但一直不好意思說出口。」

有的時候，我們得讓病人的努力，有個可以暫時歇息、喘一口氣而不感覺罪疚的依靠；也得讓那份努力，不因為沒有療效的無奈，而削弱曾有過的鏗鏘力量。

在曾經養活一家人的果園邊永遠閉上了眼，多麼符合郭大哥勇士般的個性，努力時不畏縮，疲累時不逞強，卸下重擔的那一刻不害怕，而這片果園，正是最適得其所的安息之地，連最後一批收成，他都堅持不錯過呢！

謝宛婷

奇美醫學中心緩和醫學科主任，身兼安寧緩和醫學、家庭醫學與老年醫學的專科醫師。長年推動緩和醫療教育與社會宣導，工作場域從病房到民宅，治療意圖從病徵到人心。曾獲頒院內傑出教師與跨職類教學特殊貢獻的終身獎，著有《因死而生》一書。

遺憾是一股動力

當病人無法救治時，永遠不要忘了，我們還可以救家屬：努力尋找家屬和病人，在生命最後一刻，所欠缺的拼圖。

陳志金

十七歲那年的某一日，我剛考完模擬考，就聽見校長透過廣播找我。一般來說，都是告訴我有獎學金可以申請，可是，這一次，校長卻神情嚴肅地說：「你父親來電，說你母親過世了！」

我震驚之餘，向坐在我後面的同學借了馬幣十元（折合新台幣一百元），生平第一次坐計程車趕去醫院。因為路上塞車，眼看車資快不夠了，我就下車用跑的，不知道跑了多久？也不知道臉上流下的是汗水還是淚水？

到了病房，我以為可以看到媽還活著；如果真的死了，至少我可以抱著她痛哭。可是，我看到的卻是一張已經清空的床。護理師冷冷地跟我說，媽媽的遺體已經被送到一樓的太平間了。沒有人安慰我，沒有人陪伴我，更不會有人引導我做「四道」：道謝、道愛、道歉、道別。

深深的悔恨

我一個十七歲的高中生，坐在太平間門口，看著一張張蓋著布單的推床，在家屬嚎啕大哭的伴隨下被推走。第一次面對死亡，就是至親的往生，我內心充滿不解：「我媽是生了什麼病？怎麼會在手術前一天突然死亡？」而這個手術，她足足等了兩年！當時的醫生根本就不屑跟我們說明，我對於病情毫無所知。我心中充滿著忿恨：「一定是有醫療疏失！我媽是被害死的！一定是因為我們沒錢，才會被草菅人命！」

那時我不知道的是，影響自己最長遠的，是心中的內疚、自責和遺憾：我為了準備考試，前一天沒去看媽媽，想不到只是一天不見，竟然就天人永隔了！我怎麼可以為了考試而沒有去看媽媽呢？我恨我自己！

回家後，阿姨們找尋媽媽的照片，想要放大沖洗成遺照，這時，卻意外發現衣櫥裡，竟然藏著一張已經裝好相框的遺照。這是媽媽兩年前照的，從照片裡可以看得出來，她的眼眶還泛著淚水！她自己一個人，安排自己的「畢業旅行」、拍「畢業照」時，是何等孤單難熬啊？

當時她去那一趟旅行，我還很不能諒解，「為何要亂花錢？」「為何身體不好還要遠行？」每每想到自己未能體貼察覺這一切，要讓媽媽獨自面對、安排這一切後事；想到她看著六個幼小的子女，當下不捨的心情，我的內心就有如刀割，眼淚就止不住。有很長一段時間，我時刻都在為自己的無知與不體貼，感到生氣！

「拚一個無憾，拼一個圓滿」

因為有了這樣的遺憾，我在加護病房裡，努力不再讓這樣的遺憾發生。我會盡量用最淺顯的方式，讓每位病人和家屬都能了解疾病狀況、可能進展、治療計畫、未來預後與治療極限，讓他們有所準備。也讓家屬在過程中可以盡一份心力，包括民俗和宗教的嘗試。在仍然有機會治療的時候拚命、盡力治療，讓醫病雙方都能夠「拚一個無憾」。

我也會努力解除家屬沒有說出口的內疚與自責，尤其是當病人無法救治時，永遠不要忘了，我們還可以救家屬：努力尋找家屬和病人，在生命最後一刻，所欠缺的拼圖；引導家屬進行「四道」，「拼湊一個圓滿」。

臨終的時刻，我們的團隊也會請家屬想想：「病人還有什麼心願，需要你們幫他完成？」對家屬來說，這是一個很重要的治療時刻，他們在此時為病人所做的每一件事，在往後每一年的同個時間

（祭日），將會為他們的悲傷難過，帶來多一點點安慰。

「拚一個無憾，拚一個圓滿」、「救病人，也要救家屬」，這是我的信念，也是我一直在努力推動的事。而這背後的動力，來自我十七歲那一年的「遺憾」，為的是，不希望再看到有人，發生和我一樣的遺憾！

感謝十七歲那年的遺憾！

我也要跟自己說：「阿金，媽媽會以你所做的為榮。」

陳志金

人稱阿金醫師，是一位ICU醫師，座右銘是「救病人，也要救家屬」。

由於出身貧窮，早年喪母，更能同理病人與家屬立場。經由臉書粉專「ICU醫生陳志金」，分享感動故事、剖析醫療時事，致力於推動良好醫病溝通、安寧善終、器官捐贈等。以關懷出發，協助家屬轉念、解除內疚與自責；以「醫病共享決策」方式，陪伴家屬走過每個天人交戰的抉擇時刻。

著有《ICU重症醫療現場：熱血暖醫陳志金 勇敢而發真心話》等書。

記得的故事就有意義

詹怡宜

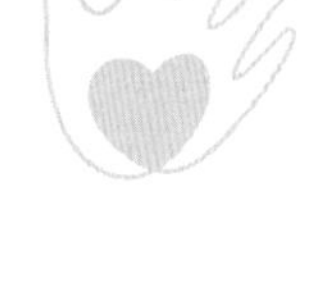

那些我們與媽媽一同回憶重述的片段，就像將爸爸的人生剪輯成數百支長短不等的精華短片重新上架，每聊一次，彷彿又充實了父親頻道裡的「播放清單」。

爸爸過世近三十年了，照例的清明掃墓，今年哥提議三兄妹來場遊戲，在這群沒見過阿公的孫子輩和配偶面前，我們三人輪流快答，說一件關於爸的事，直至誰三秒鐘講不出來就算輸。

「爸把練書法的字帖放在馬桶前，邊大號邊練字。」

「爸辛苦寫完那本經濟學教科書，終於領到稿費太開心，那天回到家打開牛皮紙袋一撒，鈔票撒滿客廳，全家好歡樂。」

「高中放學，爸來接我回家，但我想跟同學去吃冰，最後我們這群高中女生把西裝筆挺的公務員爸爸，帶到中華路小店吃刀削蜜豆冰，同學們覺得爸好有趣，讓我超得意。」

「爸學妹妹唱聲樂，自稱能用頭腔共鳴發聲……。」

那天在爸的墓前，兄妹三人輪番端出老爸趣事，最後這場遊戲沒人輸，因為爸的故事我們記得太多了。

剪輯父親人生片段，加入回憶「播放清單」

爸爸過世在令人不甘心的五十五歲，當時仍年輕的我從未經驗過如此巨大的失去，不捨與不平的情緒強烈糾纏。三十年前在哀傷中，我們也曾輪流講著關於他的種種，於是，所有爸爸曾經勵志、曾經爆笑出糗、曾經溫暖的故事，成為我們的一種釋放。

那些我們與媽媽一同回憶重述的片段，就像將爸爸的人生剪輯成數百支長短不等的精華短片重新上架，每聊一次，彷彿又充實了父親頻道裡的「播放清單」。即使時間流逝，記憶卻一再更新，鮮明依舊。記得，就是極大的安慰。

電影《游牧人生》中，女主角曾經為了父親留給她的瓷盤被人打破而動怒，之後自己設法黏補起來，但在電影的後段，她領悟到父親曾經告訴她的話：What's remembered, lives. 是的，「記得的即永存」。

那一刻我坐在電影院中突然明白，爸爸在三十年後仍鮮活且令人開心地活在我們家的原因，不是我刻意留下的親筆家書或他抄寫新舊約經文的書法墨寶，而是我們共同記得的每一段故事。

爸爸的人生不夠長，也沒有大起大落，但因為我們能說出來的小故事太多，讓精采短片得以一再上架。所以人生故事的豐富度不在於真實經歷過多少事，而在於說得出來多少事。記得的即永存，每個記憶點都可以是個故事。記得的故事都有意義，只要我們能記下來、說得出來，再小的故事都能有觸動人心的價值。

大大小小的故事，串起家人間連結

小時候我與爸爸有過這段對話：「你幫我取了『詹怡宜』這種孩子名，我以後長大怎麼辦？」爸回答：「咦，小時候我也問過爸爸這個問題。」我至今清楚記得那時心裡的感想：「怎麼會呢？你『詹逢星』這名字明明就是給大人用的啊！」

直到幾年前，當時五歲的大女兒黃禾問我：「媽，小孩子才會叫做黃禾，等我長大怎麼還能叫黃禾呢？」我興奮地跳起來，告訴她我也問過爸爸一模一樣的問題（我相信女兒也疑惑，詹怡宜這名字不是很老氣嗎？）而且，我爸爸也問過他爸爸。

於是這段對名字感受的對話，成為我爸、我、我女兒三代之間奇妙的默契連結，我們曾一樣幼稚，一樣好奇，也一樣記得。這對我極有意義，即使是這麼小的一件事。

偏偏我的記性不好，還愈來愈差。經歷過的人事物若未經重新整理，立即煙消雲散；曾記得的片段若未表達出來，也難成為故事。如同一部監視攝影機即使忠實錄下全部畫面，如果沒有經過編輯剪接出重點，真實的影像故事也彷彿不曾存在過。只有整理成故事，它才能成為我們的一部分。不論是與父母、親人、朋友之間的故事，或是關於自己的故事。

所以，我決定努力去記得更多大小故事，並設法留給我所愛的人更多能記得的故事。可笑的、失敗的、開心的、感人的……把記得的故事寫下來、說出來，並繼續活出新的精采片段。

這不只是為了擴充先生與女兒們未來回憶時的播放清單，若生命最後那一刻真要播放自己的人生跑馬燈，總不能播出冗長沒重點的監視器畫面吧，那跑馬得跑多久啊？我打算在自己的回憶裡先剪輯整理好精采片段，畢竟電視台出身的，可得專業點。

詹怡宜

金鐘獎最佳新聞採訪獎、金鐘獎最佳文教節目主持人獎得主。投入新聞產業三十年，在國內大小新聞現場都可以看到她的身影，跨足節目主持後，更用文字和鏡頭帶領觀眾認識台灣這塊土地，聽到台灣各角落的聲音。

死亡不是禁忌，讓長輩在「家」善終

蔡芳文

很多長輩晚年在安養機構度過，這裡很可能是他們最後一個「家」，幫助他們在此安度晚年、安享善終，是機構的責任、長輩的福氣。

我在二〇〇〇年到雙連安養中心（以下簡稱「雙連」）工作，到二〇一七年退休。

《安寧緩和醫療條例》從二〇〇〇年起實施，當時我已是安寧基金會的公關委員，現在仍是基金會董事，參與推動臨終關懷已超過三十年。

雙連是一所特別的長照機構，從健康到輕、中、重度失能、失智等不同階段的長輩，我們都有能力照顧。我每天跟四百多位長輩相處，任職期間照顧過的長輩，加起來約有三千位。

雙連平均每兩週就有一位長輩安息。生老病死是人生自然的發展，雙連從不忌諱跟長輩談論死亡，積極推動臨終關懷。早在二〇〇〇年，我們就開始舉辦「雙連講座」，長輩、家屬、同仁都可以參加，主題之一便是「臨終關懷」。

從容迎向永生，滿懷祝福道別

許多人以為長輩忌諱談死，事實上未必如此，每場講座都有一、兩百人參加，他們願意去了解什麼是CPR，並且思考要不要簽DNR或參加ACP、生命末期要不要送急診或住進加護病房、要不要在醫院去世等問題。

很多長輩已把雙連當成「家」，選擇在雙連壽終正寢，不送醫。我還記得有位長輩是外科醫師，已簽了DNR，並且清楚交代臨終時絕不要送他去醫院，他不希望去世後很快被送進太平間，放進冰櫃，等親人趕來時看到他像條被冷凍的魚。

我們尊重他的決定，幫他完成心願。最後他在自己的房間安詳去世，家人圍繞，牧師禱告。遠道而來的親友抵達時，他的身體仍是溫暖的，就像睡著一樣。

他的告別式在雙連的教堂舉辦，長輩們組成的詩班為他唱詩歌，送他到另一個永生的世界。如果提早推動臨終關懷，那麼說再見便不是悲傷，而是滿懷祝福。

來日無多，還是要微笑度過每一天

另一位李師母，在雙連住了約十五年。她是牧師娘，信仰堅定，相信人總有一天會離開世界。九十幾歲後，她慢慢虛弱，但還可走路，雖然住四樓，仍每天下樓跟工作人員聊天。

她自知身體虛弱、食慾不佳，但還是覺得要疼惜自己，好好活下去；或許來日無多，但仍然很珍惜，努力微笑度過每一天。

李師母會彈管風琴，後來慷慨將價值兩百五十萬的管風琴送給雙連，放在禮堂，讓詩班使用。

她坦然面對死亡，連告別式的程序都安排好了，並來辦公室找我，請我在她的告別式上講慰詞。她說：「你最了解我，請你來安慰我的親友，不要因為我的離去而悲傷。」我那時還開玩笑說：「萬一我講得不好，師母不要突然醒過來喔。」

李師母對生死豁達，充滿智慧，令人懷念。

想「回家」和大家一起吃飯

企業家林董事長經營貨運業，後來交棒給子女，跟太太一起到雙連安養晚年。他們每天早上去附近爬山，來回兩小時，身體硬朗。

有一陣子他覺得身體不適，就醫仔細檢查後，發現竟是肝癌末期。他當時打電話給我，聲音像是在哭，我趕去醫院看他，也安排他到其他醫院檢查，遺憾的是，結果還是一樣，不久後他便住進安寧病房。

林董事長已把雙連當成家，跟醫護人員說想「回家」，後來醫師允許他請假，他便回到雙連跟大家一起吃午飯，完成心願。過去日常的小事，對病重的他來說彌足珍貴。

病情每況愈下，到了告別的時刻。他握住太太的手，感謝她生養了七個子女，又跟子女一一握手，交代一些話。當時我正在參加重要會議，無法趕到，便請我太太到醫院探望他。我太太在雙連教長輩英文，因此林董事長跟她握手，說：「謝謝老師教我們英文。」

林董事長火化後，靈車載著他的骨灰回到雙連，繞了一圈，讓他再看看生活多年的地方。

說來奇怪，當靈車要離開雙連時，竟突然熄火。後來我開自己的車載林董事長的骨灰，才順利啟程，將他送至靈骨塔安奉。

長照機構推動善終，挑戰重重

長照機構很需要推動善終，但這並不容易，原因很多，比如法令層面，《老人福利法》、《長期照顧服務法》都沒有保障機構住民得到安寧緩和醫療的照顧。

住醫院的安寧病房，醫院可以得到健保給付，家屬的負擔也較輕；但長輩在機構接受安寧療護，健保付給安寧團隊的費用卻不如醫院安寧，導致安寧團隊提供長照安寧的意願偏低，連帶大多數機構也興趣缺缺。

此外，醫院有完整的安寧緩和醫療團隊，除了醫護人員外，還有心理師、社工、宗教師、志工，提供身心靈照顧，但機構難有這樣的人力與能力。如果沒有跟家屬溝通清楚、簽訂授權同意書，讓長輩善終可能被誤認為見死不救，衍生糾紛，許多機構因而卻步。

不過事在人為，雙連始終把推動善終當成重要的事。

很多長輩晚年在安養機構度過，這裡很可能是他們最後一個

「家」，幫助他們在此安度晚年、安享善終，是機構的責任、長輩的福氣。

蔡芳文

衛福部獎助布建住宿式長照機構公共化資源計畫委員、銀髮相關產業營運長、安寧照顧基金會董事。

投入老人服務事業超過二十年的蔡芳文，打造多層級連續性長照服務模式，涵蓋優質日照、安養、養護、長照、安寧、安息照顧的綜合長照機構。

曾榮獲衛生福利專業獎章三等獎，其經驗除成為國家長照政策的指標外，也獲得國際肯定，退休前每年平均接待三百家相關機構來台觀摩取經。

美好關係裡的道別

李金蓮

那位接受我採訪、痛失寶貝兒子的父親，在屋內的角落，對著一位剛剛完成兒子器捐的悲傷母親，懇切地慰問、開導，走過來的人，正在扶持辛苦走著的人。

許多年前，我意外應允一份撰稿的任務。所謂意外，不值一述，姑且略過。但意外帶來的震撼，至今難忘。

說起來，我從事的文學編輯工作，實屬朝氣蓬勃，檢視現實中我平順的生活，幾乎不見生命面臨重大抉擇的艱難。而我意外接獲的任務，是採訪幾位器官捐贈者與受贈者，這和我日常的編輯工作性質截然不同，我遂懵懵懂懂，一腳踏入了受訪者的生命故事裡。

一則則令人動容的生命故事

至今還記得其中幾則故事。另一半跌倒昏迷的資源回收場老闆娘，述說她為先生做了捐贈器官的決定後，陷入長時間的痛苦失眠，必須仰靠安眠藥陪伴入睡。

第二次再見到她，她搖身一變，妖嬌美麗，身穿鮮豔的衣衫出場。她說，我不要放棄自己。原來，痛苦與美麗可以同時並存，生命多麼艱難，又多麼堅韌。

一對失去兒子的夫妻，至今逢年過節，仍在家宴中置放兒子的碗筷，彷彿兒子從未離開。可憐的母親述說時的哭泣，泣聲如絲，哀怨綿長。

人如何能在痛苦中抉擇高尚的人格呢？這對父母一路追訪，欲向造成兒子車禍身亡的肇事者索討公道，卻看見對方年老祖父垂垂無力的身影，他們決定放下。是的，痛苦與偉大同時並存，生命多麼艱難，又多麼堅韌。

有張美麗容顏的女孩，因為罹患圓錐角膜疾病，被迫從舞蹈學校中輟，斷喪了她在舞台上翩翩飛躍的綺麗夢想，只能蝸居在家，隱藏自己。當她以哀戚的表情向我述說自己的故事時，我不忍心，太不忍心了。她接受角膜捐贈後，重新開啟人生，這時候的她，露出了微笑，那是文學裡經常教導我們的，活著的勇氣。

同樣叫我不忍於心的，是年僅十一歲的小妹妹，因為天生的小腸蠕動不良症，兩歲以後必須天天注射靜脈營養劑，小小年紀，沒有享受過一天兒童應有的純真快樂，無法像正常孩子那樣，在寵愛中飽食小朋友最愛的薯條、漢堡……她說起話來老成得嚇人，語氣裡不得不向命運低頭。

經由器官捐贈，她的身體從牢籠中釋放，重獲了自由，但我總覺得，她生命的調性恐難改變，畢竟成長的歲月無法重來。然而，那麼小的年紀，你能說她的故事，不是彰顯了活著的勇氣嗎？

無論哪樣的故事，失去與獲得，生死一線，都不容易。

活著的悲傷思念，需要找到意義向前

採訪結束前，我參加器官捐贈者的聯誼會，聽到了更多動人的故事。有一幕，我難以忘懷。當眾人吃喝談笑間，那位接受我採訪、痛失寶貝兒子的父親，在屋內的角落，對著一位剛剛完成兒子器捐的悲傷母親，懇切地慰問、開導。走過來的人，正在扶持辛苦走著的人。

我聽不見他們說的話，但那個畫面讓我感動良久。當我自問，這一趟意外的訪談之旅，給了我什麼啟示？這一幕，啟示正對著我直面而來。

我個人對生命的起落一向懷著無神論者的率性，總認為肉身毀滅即一切成空。但仔細思量，人終究活在人際的網絡中，一個人死去事小，悲傷思念卻很長，分離的痛苦留給了活著的人。

人要如何放下痛苦呢？我的受訪者見證了，人是需要意義的，意義如同行船的舵，帶著我們航向存活的方向。但茫茫人海，芸芸眾生到哪裡尋找意義呢？我在那場聯誼會所見諄諄叮嚀關懷的畫面，給了我答案：互助。

人善於群居，群居裡固然有競爭帶來的各種廝殺，但也必然存在著良善的互助，否則人類無法世世代代綿延。

生死迷惘雖然苦痛，我們卻可以透過任何形式、任何關係裡的互助，相惜的婚姻、親密的親子、傾心的朋友、寄情的興趣、臨終的關懷……形成生命價值的善循環，在這個循環裡，人生諸多徬徨、失落、痛楚的時刻，都將不再孤單。

譬如電影《再見了，可魯》，可魯在主人夫婦一遍遍愛的撫摸下，無憾地離開。可魯與主人夫婦彼此擁有，示範了美好關係裡的道別，對生者與逝者有何意義。

在我近三十年編輯採訪的生涯裡，非常感謝這趟學習之旅，因此寫下來分享給更多的朋友，以及我的寶貝女兒。

李金蓮

曾任《中國時報》「開卷版」編輯、主編長達二十四年，以「是好書，也是好看的書」為理念，推動閱讀風氣，期望打造「舉國皆是讀書人」的幸福國家。目前專事寫作。著有短篇小說集《山音》、長篇小說《浮水錄》。曾獲時報文學獎、金鼎獎特別貢獻獎、長篇小說《浮水錄》獲金鼎獎（文學圖書）。

銅板的兩面

葉揚

如果說，這幾年我懂了些什麼，就是死亡是沉默的一條線，還在界線這一邊，一步一步活過來的我，不想過著冷冰冰的生活。我開始學會安慰自己……。

第一次想到死亡可能會發生在自己身上，是我還是個小學生的時候。

那天電視上在播著一部電影，有個男的不知道為什麼被活埋到地底下去，他一直死命地敲打著棺材，希望有人來救他，後來一個小時的劇情中，他就這樣慢慢絕望地死去。我看得驚慌不已，跟爸爸問，人死了會怎麼樣？死了之後會去哪裡？

我需要一個絕對解答，但爸爸沒說什麼，他淡淡地說：「我們去喝綠豆湯吧。」而這句話牢牢記在我的心底。

體悟生命現實的殘忍

接著是第一次看到死去的屍體，那是一次在醫院急診室的經驗。阿公患有糖尿病，有次他身體不適，臨時要去急診，我無聊地坐在急診室的塑膠椅上等待，突然救護車開進來，推了好幾個病床，是火災，有一床蓋著白布，推到我旁邊暫時停放著，他燒成黑色的手從白布中掉出來，發出焦臭的味道，我盯著那隻手，有五根手指和指甲，破破黑黑的皮肉翻出，我叫著：「阿公、阿公。」過了一陣子，阿公才打好針走出來，我沒有跟他說我看到了什麼。

後來阿嬤過世，在我心裡是很大的一塊遺憾，她病了很久，可是皮肉摸起來都還是軟軟白白的，有生命的力量在裡面。

那幾天我在一個企業舉辦的學生活動中當主持人，前一天晚上，我湧起一陣感覺，還打電話給妹妹，告訴她去看阿嬤的時候，要記得怎麼怎麼照顧。隔一天，我就接到電話，「阿嬤過世了，妳快過來。」妹妹在電話裡說。

那天活動場地在淡水，因為要上台的關係，我妝畫得很濃，頭髮也吹得很隆重，我坐捷運去醫院，在捷運上一直哭，連續好幾站，我發出嗚啊啊啊的那種痛苦哭聲，坐在隔壁的陌生人也不知道該怎麼辦才好。

對死亡，我跟一般人都一樣，本能地感到恐懼。三年前我引產過一個七個月大的孩子。那一刻產房很安靜，醫護人員只能看我抱著她，給這個可憐的母親足夠的時間。孩子的身體很小，抱起來幾乎沒有重量，印象中她的睫毛很濃密，也並不如我想像中的可怕。原來無辜的，就算是小小、沒做過任何壞事的嬰兒也會出事，從那天開始，我變成一個不是那麼樂觀的人，也不容易相信所有的事情會往好的方向去。當然，隨著時間的流逝，對於人生現實的殘忍，我也漸漸找到忍耐的方法。

面對生命的陰影

那個忍耐的方法是什麼呢？

爸爸發現了一家很好吃的綠豆湯跟豆花店，就在菜市場附近，夏天晚間，吃飽飯以後我們就會往那邊走去，爸爸會講一些他的觀察，比如說，經過公園的時候，他信誓旦旦表示，榕樹是全世界最邪惡的樹。那時，我們家的一個角落，磁磚跟水管都被榕樹的根敲破了，水電工說要花幾萬元才能恢復原狀，爸爸從此跟榕樹誓不兩立，當他說著榕樹有多邪惡時，那個有點像卡通人物咬牙切齒的表情，我只要想起來就覺得很好笑。

阿公有糖尿病，有一大疊血糖檢驗的試紙放在床邊的書桌上，經常被我拿來玩。阿公在家方圓一公里，買不到任何含糖的食物，他去買潤餅捲，攤販就會說不能加花生粉，因為阿嬤有交代。同樣，他也買不到芝麻湯圓、紅豆湯、雞蛋糕或甜豆漿，因為我阿嬤在街坊的勢力龐大。有時在家裡浴室，阿公不小心滴在馬桶邊的尿，會有螞蟻一排一排地聚集，我阿嬤很討厭那些螞蟻，她會用台語對螞蟻發狠地說：「閃啦！」

我有一個盒子，裡面放著死去孩子的超音波照，捨不得丟掉，先生更誇張，他手機裡還存著幾張那孩子出生後火化前，裝在小棺材裡的照片。她是一個女孩，這幾年，雖然還是會淚流滿面，但我已經不怕想起她，甚至，在做艱難決定時，我會特別想一想她，想想或許我是一個比她幸運的女孩，才能好手好腳地活到現在，變成一個中年婦女，就算人生有什麼困難，也是幸福的一種投影，我都告訴自己，這是老天給我面子，給我一個機會去表現。

如果說，這幾年我懂了些什麼，那就是死亡是沉默的一條線，還在界線這一邊，一步一步活過來的我，不想過著冷冰冰的生活。我開始學會安慰自己，就算是筋疲力竭的一天，還是可以喝綠豆湯、吃芝麻湯圓當作這天的結束，即使是不小心尿尿在馬桶坐墊上，對螞蟻發脾氣，隨意責怪榕樹也可以，這就是我的一部分啊，能怎麼做，就那麼做吧。

真感激，我成為一個可以度過酷夏與寒冬，能接受銅板是正面也是背面，那樣的大人了。

葉揚

時報文學獎短篇小說首獎作家，懷孕七個月時，發現二胎寶寶帶有先天基因缺陷「愛德華氏症」，只好忍痛引產，自此改變對於「成功」的看法。走過失去和悲傷，她用暖暖的文字書寫自己的故事，希望陪伴、鼓勵正在經歷傷痛的讀者。

聽見「說不出口的話」

——為弱小的弟兄服務，是獨特的恩寵與幸福

楊玉欣

從信仰的層面看，服務最弱小的弟兄，就是服務上帝。因爲最弱小的弟兄就是上帝本身。愈是渺小的人，上帝就在那裡。

做為一個「專業的」病人，我時常有機會進入病人的家裡。通常第一次病人都難以說太多心裡話，一來我是初來乍到的客人，二來是因為家人們都在，有些話真的不好說、也不能說。之後病友們通常會逮住我們獨處的時間，和我談起他們心裡的憂慮和渴望。

說不出口的願望

病人的憂慮與渴望是什麼呢？有些是關於生命與病痛，但更多的——是那些說不出口的話。病人們有時想要漂亮一些、想要吃口冰淇淋，大多只敢心裡想，而不敢、也不能把這些生存以外的「有些奢侈」的需求說出口。

正因病人知道自己是他人的負擔，已難為家庭創造新的價值，甚至連吃喝拉撒都要倚賴他人⋯⋯。

那些說不出口的話，是非常複雜的心理過程；而「想要死去，如何死去？自己想要怎麼樣的告別⋯⋯」也是「有些奢侈」的話題之一。當病人說不出口的時候，我都能在陪伴中深刻地感同身受。

我的疾病讓我明明意識清醒，卻沒辦法使喚自己的身體，腳癢、頭癢沒辦法抓，被螞蟻咬，也一籌莫展。每天可能要說上幾百次的「幫我」，大至上廁所、翻身、洗澡，小至拔插頭、開門窗、撥頭髮⋯⋯說出一次次的「幫我」，是我生存的不得不。但除此以外，我不太敢再多要求什麼——我深深地理解長期被他人照顧的人，難以說出自己要什麼。久而久之，病人更是難以找到話來說出自己的願望了。

我做為一個被照顧者，同時，也不斷地走入許多病人的家庭中，這些經驗讓我深刻地體會到，重症病人的家屬沒有一天的喘息，甚至連停下來流淚的時間都可能沒有。

我曾遇過一位泡泡龍病友，他必須不斷承受著全身上下每一寸皮膚不斷脫皮、撕裂、滲血的痛苦。這位泡泡龍病友的母親，每天至少要花八個小時幫孩子換敷料，三十年來沒有一天可以休息，更無法假手他人。

宛如被丟入汪洋一般，看不見盡頭、無法喘息，以愛與責任做為動力，勉力地在巨大的漩渦中前進。而這並非只發生在罕病病友的照顧者身上，更是全台灣一一四萬家庭照顧者的縮影。

照顧與被照顧者之間，那是一種語言難以形容的張力與愛恨情仇。彼此相愛著，卻又被彼此綑綁著。想前進，很艱難；想結束，更是捨不得。而在日復一日為了活下去的沉重照顧中，大多想和對方說的話，也時常都被現實沖刷得不復存在。

而迎來生命的終點，這是做為人的必然。照顧者的日常也將因病人的離去而結束。

表面上，看似無盡的日子走到了盡頭，但那些病人沒有說出口的話，甚至是沒有表達的善終心願，常常成了代為做出放手決定的照顧者心裡一生的遺憾，甚至是創傷。

自主的選擇，帶來圓滿善終

所以在推動《病人自主權利法》（下稱《病主法》）多年來，我深切感受到，一個人自主地表達、選擇並決定的圓滿善終，事實上是能在他告別後，對他的家庭和所愛的人，帶來巨大的愛與力量。

秀秀是小腦萎縮症的病友，這疾病會影響到一個人的運動與平衡功能，後期將失去說話、行動能力，直至完全失能臥床，至今無藥可醫。

二〇一九年，《病主法》上路，簽署《病主法》的預立醫療決定（AD）需要先經過預立醫療照護諮商（ACP）的家庭共融溝通過程。秀秀曾看見同為小腦萎縮症病友的父親，臨終前因拒絕插管而被五花大綁的過程，因此秀秀立刻與她的母親完成ACP，並簽署AD表達自己的善終心願。

最後，秀秀在安寧團隊的細心照顧，以及家人愛的祝福下回到上帝懷抱。而我還記得一路陪伴著秀秀的母親淑惠姊，曾以不捨但帶著驕傲的神情告訴我：「我的女兒和我說過，她無法決定生命長度，但她可以決定生命的寬度與深度。」

我感受到秀秀的這一句話始終陪伴著淑惠姊，也給予她勇氣與堅強的力量。後來淑惠姊接續秀秀的遺志，持續致力推廣《病主法》。

我非常期盼能把這樣圓滿的經驗帶入更多家庭中，尤其是被病痛與照顧的繁重工作塞滿每一天的家庭，因為這樣的處境，讓他們幾乎不可能取得《病主法》的資訊，他們不僅沒有時間，更沒有體力與心力。

然而，他們的迫切性與需求卻是近在眼前，失智者與部分罕病病友到了疾病後期，更是將完全失去表達能力，更遑論要為自己的「終身大事」做決定了。

編織社會安全網，接住每個弱勢者

因此從二〇二〇年開始，我在社團法人台灣生命教育學會中成立的病人自主研究中心開辦了弱勢創新服務方案，將《病主法》保障的善終權利，真正地落實到弱勢者族群。打造一個單一窗口一條龍的「綠色通道」，幫助弱勢者與他的家庭都能獲得友善且到位的ACP服務。除了基本的諮商費補助外，每一年仍持續研發不同弱勢族群客製化的ＡＣＰ，至今已拓展至罕病病友、聾人／聽障朋友，以及初期失智族群。

過程中，一個個北中南東的醫療團隊、社福單位夥伴、輔助員夥伴，與我們共同推動著弱勢族群的ＡＣＰ方案，努力聽見那些說不出口的話、拉住那些深陷汪洋的手、看見那些與一般人有著極大差異的需求……默默且細密地織著一張社會保護網，期盼接住每一個可能無法迎來圓滿結局的家庭。雖不似熱門議題能得到掌聲，但能為弱勢者服務，是我獨特的恩寵與幸福。

從信仰的層面看，服務最弱小的弟兄，就是服務上帝。因為最弱小的弟兄就是上帝本身。愈是渺小的人，上帝就在那裡。

誠摯邀請你來了解這個服務系統，把資訊分享出去，讓老弱病障礙的弟兄、姊妹們都能在這個保護網中，被穩穩地接住。讓《病主法》權利落實至每一個看不見的角落，讓每個人與他所愛的人，不僅擁有美好終點的保障，更能因此擁有更美滿、幸福，沒有遺憾的一生。

楊玉欣

十九歲時確診罹患全球僅四十例的罕見疾病「三好氏遠端肌肉無力症」，曾任人間衛視主播，以及主持台灣弱勢病患權益促進會與罕病基金會的廣播節目。

二〇一二年立法委員任內催生《病人自主權利法》。現為立法院榮譽顧問、社團法人台灣生命教育學會病人自主研究中心執行長、財團法人國家衛生研究院諮詢委員、社團法人台灣弱勢病患權益促進會常務理事等，期盼透過創新思考與持續地努力，為弱勢族群創造更理想的生活，並全力推行生命教育與善終觀念。

當道別的時刻來臨

曾寶儀

謝謝所有在我生命中出現的人們！不管是或長或短的生命停留，都讓我照見了自己的內心。那些讓我愛的、讓我恨的、讓我笑的、讓我哭的，都讓我更靠近我。

親愛的地球：

我這個用了多年的身體要跟你說再見了。想跟你說聲謝謝。

謝謝你讓我有機會在這美麗的星球，用人類的形式體驗了一回。

謝謝你給我一對做自己的父母，謝謝他們當年即使年輕，依然生下了我，要不然就沒有後面這些故事了。謝謝他們追求自由、做自己，也給了我做自己的自由。雖然沒有父母的陪伴難免遺憾，但我也因此得到許多療癒的機會，並明白療癒的可貴。

謝謝你讓我降生在一個華人的大家庭，在這裡我學會了人與人緊密的連結。我的家人絕對是祖先留給我們最棒的禮物，一路走來，這些家人讓我得到很多陪伴，很多支持，很多愛。

謝謝你讓我找到願意廝守一生的伴侶（也謝謝他找到了我）。親密關係讓我學會很多：承諾、責任、支持、愛！能一起成長、一起學習，並隨時提醒彼此調整步伐，關鍵的時刻轉頭發現「你在」，真的很讓人安心。還有那些數不清的晚餐後散步，跟那些睡前故事，嗯，都是這些小事讓我明白什麼是珍惜，什麼是愛。

謝謝所有在我生命中出現的人們！不管是或長或短的生命停留，都讓我照見了自己的內心。那些讓我愛的、讓我恨的、讓我笑的、讓我哭的，都讓我更靠近我。

謝謝所有成為我能量的食物，謝謝它們完成了它們的使命並支持著我的生命。謝謝那些用心養育、用心耕種的人們，謝謝那些花時間探究並烹調食物的人們，謝謝那些美好食物帶來的喜悅與連結。

謝謝時間，因為有了時間的設定，才有春夏秋冬的變化，才有歷史的存在，才有年紀的更迭，才有生老病死，才讓人尋找意義，才有這些高潮迭起、讓人意想不到的體會，才有這無盡的感謝。

謝謝你讓不同的土地孕育了不同的文化與價值觀，讓我有機會體驗時間帶來的沉澱與衝擊，讓我明白我們是如此地不同，卻又如此地相同。讓我知道自由意志與選擇的重要性，也讓我明白每一刻我都在選擇我是誰。

謝謝那些生命中發生的挫折與考驗，讓我了解宇宙對我無條件的支持與愛。也謝謝你讓我及時留意並發現了它們，讓我知道原來當我存在時，有這麼多存有的關懷。

謝謝那些美極了的日出、日落、月光、星辰，謝謝天空變化多端的雲，謝謝吹拂過我皮膚的風，還有滋潤大地的雨雪，謝謝高山、大海、湖泊、溪流，還有瀑布、冰河、極光、彩虹。謝謝不同物種的存在，讓我明白萬事萬物都有著連結。謝謝你們讓我明白什麼是美，什麼是悸動。

謝謝那些出現在身邊與旅程中的大樹，在與你們相遇的時候，我明白什麼叫土地的支持與連結，我明白了時間，也明白了存在即是意義。

謝謝你讓我擁有這個身體，她時時刻刻提醒著我：我還在地球上體驗。也讓我明白自己不只有這個身體，生命還有更多值得探尋的可能性。

謝謝那些攻擊讓我明白什麼是支持。

謝謝那些黑暗讓我明白什麼是光明。

謝謝那些恐懼讓我明白什麼是勇氣。

謝謝那些不是愛的讓我明白什麼是愛。

謝謝你讓我是我，謝謝你讓我是你。

曾寶儀

兼具主持、歌手、演員等多重身分的全方位演藝工作者。國立台灣大學社會學系畢業後進入電視圈工作，從助理跨到幕前，憑藉自身的才華和努力，無論是主持、歌唱或戲劇，皆是盡情揮灑，深耕至今。不斷學習、力求改變的曾寶儀，用她豐富的人生歷程和細膩的文字，娓娓道出對生命的感謝。

Part 2

離別前，讓我陪在你身邊

你的病痛，令我心疼。
你的勇敢，令我不捨。
在倒數的相處日子，
想把握每一天，
深深記住你的臉龐、你的溫度。
也請你要記得，
我的愛，從沒有離開過。

把深情化為祝福——寫給你的情書

屈穎

生死天命，但，我們都知道活著就要有品質，活著就要有活著的樣子，活著就要能創造價值，而當有一天這個身體徹底不好用了，那也該讓它功成身退。

又是一個夜晚來臨，為你把兩部叫人鈴設置好。你全身不能動，氣切的水球打上後，絲毫發不出任何聲音，夜裡的一切需求全靠兩台叫人鈴。

為什麼是兩台？因為一台已經老舊，開發的工程師聯絡不上，另一台是熱心的老師和同學在實驗室自行研製，雖然性能總體上穩定，但仍遇過幾次失靈的情況，所以兩台互為補充，確保你在最需要協助的時候，如抽痰、抽口水，能叫醒陪伴的人。

調整好你身體位置，因為整個晚上你將保持同一個姿勢，所以每日臨睡前，總要花很多時間擺位。有時你躺得不舒服，調整的次數太多，我會失去耐心，再加上接近午夜，精神和體力都到了最低點，由此產生的不愉快偶有發生。

我沒有值夜班的時候都是睡書房，長期養成淺眠的習慣，當一個人睡的時候，都會藉著紓緩的音樂和沉香助眠。此刻，我正沉浸在海水聲中，睡意也如潮汐般湧來，想到隔壁的你，又將獨自面對黑夜與未知，便黯然感傷。

摯愛家人相繼離去

三年前的這個時候，媽咪癌症復發轉移到腦部，醫生說只剩下幾個月了，原本以為媽咪長期與病為友，對死亡早已豁達，且有堅定的信仰，可我卻忽略了勇敢、堅強、凡事都是資優生的媽咪，禁不住醫生的「鼓勵」，短短幾週時間，把所有的治療都經受了一輪，包括十二次電療、兩次化療、兩次標靶。在高強度密集的治療下，媽咪的免疫系統一次次崩潰，重複感染，治療中止。最後因感染腸球菌VRE，沒有抗生素可用，細菌侵襲肺部。

在收到病危通知的當天上午，也許因為多年修持與行佛，媽咪能預知時至，主動要求轉到安寧病房。誰知，榮總安寧病床一位難求，等了一個禮拜，才剛接到床位通知，媽咪已進入彌留。

每個細節歷歷在目。媽咪的離去，讓你留在這世界的理由又少了一項。二〇〇五年，被診斷出ALS（俗稱漸凍症）時，你就想好不要氣切，二〇一二年因不想讓父母白髮人送黑髮人，也不想拋下剛與你結婚三年的我，你還是氣切了。二〇一四年，與ALS共處十六年的父親離去，你整理好自己，做了兩年漸凍人協會理事長。剛卸任，媽咪就病倒，從確診到離開，只有不到兩個月的時間。

一切都來得太快，修養極好的你，很少在情緒上表現出巨大的起伏，即使是面對這遺傳率極低的疾病。你因繼承到父親的基因而罹病，然而非但從未埋怨過，還對父母充滿感恩。每年生日，你都讓我撥通電話，在電話這頭，眼含熱淚，用不清楚的聲音謝謝爸爸媽媽把你帶到這個世界上。

持續精進直到功成身退

做為家中最小的小孩，你與媽咪的感情尤其深厚，她的突然離開，讓你的世界幾乎崩塌。安靜而持久的悲傷，擊潰了你的免疫力。二〇一九年春，你因耳鳴頭暈，短暫住院處理，竟然感染致命的超級細菌ＭＲＳＡ。還記得在抗生素的作用下，你與細菌生死搏鬥，體溫飆高到四十度，臉色一會兒白，一會兒黑，在陰陽兩界拉扯。照顧你快十年的看護掉了眼淚，無助的我，不知如何是好，步行前往距離醫院不遠的台北道場，在十四樓大殿為你持咒、念佛、祈願。

爸爸在戰亂時隻身來台，爺爺曾輾轉託人帶話給他：「要做個有用的人！」爸爸在病中用眨眼留下遺訓：「活著就要持續成長！」你把這兩句話當成人生圭臬，儘管生活起居完全仰賴他人，但你每天的學習日程仍安排得滿滿的，精進不放逸，更不懈怠。雖然從理事長卸任，但是漸凍人協會的事務沒有從我們的日常缺席，你依舊熱心參與會務，出謀畫策。

你早知道現在的身體不好用了，但還是很珍惜和把握能用的部分，在《病主法》正式上路前，你已經委託律師口述遺囑，還交代了啟動撤除維生設備的條件。二〇二〇年春天，漸凍人協會與忠孝醫院安寧療護團隊合作，提供到宅簽署預立醫療決定書，我們一起報名。

生死天命，但，我們都知道活著就要有品質，活著就要有活著的樣子，活著就要能創造價值，而當有一天這個身體徹底不好用了，那也該讓它功成身退。

如今，你每日修習佛法、念佛，用信念、願力、行動，為下一段旅程累積資糧。

這一世，做為夫妻，我們很珍惜，面對有一天要說再見，肯定會不捨，但是，我們會把這份深情化為祝福，因為相信有緣一定會再見，那時候，我們將換上健康的體魄，神采飛揚。

再見，是為了下一次美好的重逢！

屈穎

漸凍人協會常務理事，同時也是漸凍人家屬，先生陳大謀是首位擔任協會理事長的病友。雖然已知丈夫罹患無法治癒的漸凍症，仍不顧家人反對，為愛遠嫁台灣，她決心要成為丈夫的手腳和聲音，以自身專長為漸凍人照護努力。

有媽媽可以叫，是人間最大的幸福

林佳靜

我常想起媽媽留給我們的最後一句話：「阿嬤好愛你喔！」我們都知道媽媽愛我們，但我們卻沒有常常讓她充分地知道我們多愛她，多麼珍惜能成爲她子女的緣分。

記得最後一次跟媽媽見面，是我和先生、兒子回家陪她吃飯。臨走前，媽媽突然對我兒子——她一手帶大的外孫說：「阿嬤很愛你喔！」而且像怕我們沒聽清楚似的，重複了三次。當時我們一起回答：「我們也都很愛阿嬤！」沒想到這竟是我最後一次和媽媽對話。

當晚我回到香港，隔天約凌晨三點，我突然醒來，便無法再入眠。走到客廳，拿起手機，看到哥哥傳來「媽媽正在急救」的訊息。當下既驚訝又有點生氣，因為媽媽罹患帕金森氏症十多年，近年也因慢性心臟衰竭而愈來愈衰弱，除了已經簽了DNR外，我也提醒哥哥，若媽媽危急時，千萬不要送急診。

我跟哥哥通上電話，他說媽媽的健保卡已註記不急救，目前只打了強心針。他剛說完，我就聽到醫師走近說：「病人已經沒有心跳了。」哥哥放聲大哭，說：「媽媽走了。」

深夜靜靜離開，不忍驚動子女

我立刻返台處理後事。相隔不到一天，媽媽已蓋上往生被，變成冰冷的遺體，她還能聽到我叫她一聲媽媽嗎？我那時才知道，有媽媽可以叫，是多麼幸福的事。

媽媽離世的過程，一如她的個性，很怕打擾別人，永遠犧牲自己，把最好的留給家人、子女，連要走時都不忍驚動我們，在深夜靜靜地離開。

媽媽是虔誠的佛教徒，對生死豁達，相信自己走後會去阿彌陀佛的世界。信仰能幫助人們解釋生命現象，對死後有所期待，這對媽媽和我們來說，都是心靈的慰藉。

當我們替媽媽助念完畢，掀起往生被時，見到媽媽面帶微笑，雖然不捨，但是對我們而言是極大的安慰，因為我們相信她真的到了極樂淨土，不再受人間老病之苦。

每星期的做七法會，我都會從香港趕回來參加，誦經迴向給媽媽，因為這是我能為她做的最後一件事了。相信她會歡喜，對家人來說也是療癒與安慰的過程。

每天聽到媽媽的聲音才安心

我們母女感情很好。五年前我來香港工作，媽媽支持我的決定，可是親近的女兒不在身邊，她顯得不安，我也感受到了。她給我一筆錢，囑咐將來為她辦後事，以免為了這筆費用而手足失和。

「有妳幫我處理，我就放心了。」說完，她便鬆了口氣。

到香港後，我每天傍晚打電話給她，好像聽到媽媽的聲音才覺得安心，那天的事情才算告一段落。我每兩個星期回台灣一次，幫媽媽買菜、陪她吃飯。有時她會問：「我的後事準備得怎麼樣了？」我便順著話提問：「妳希望怎麼辦呢？」她交代：「以佛教儀式進行，簡單就好。」

我也問她危急時要不要急救，並跟她解釋急救的意義。她說：「能救當然要救，但如果不能救，就不要延長痛苦。」我們談了幾次，後來台北市立聯合醫院的醫師來做居家安寧訪視，在醫師的見證下，媽媽簽了DNR，哥哥也在場。巧的是，她去世前一星期剛完成健保卡註記DNR。

哥哥曾問我：「如果讓媽媽接受急救，或許能多活一、兩個月，為什麼不救呢？」哥哥直覺的想法並沒有錯。不過，我跟他解釋，以媽媽的健康狀況，救回來的機率與要承受的痛苦恐怕不成比例。

喪親之痛如刀割，過程煎熬

我常想起媽媽留給我們的最後一句話：「阿嬤好愛你喔！」我們都知道媽媽愛我們，但我們卻沒有常常讓她充分地知道我們多愛她，多麼珍惜能成為她子女的緣分。

以前面對病人家屬，我總告訴他們生老病死是正常現象，希望他們能坦然接受，等到自己經歷喪親後，才能體會那如同刀割之痛。以前也會覺得怎麼有人那麼久還走不出喪親的悲傷，但是當自己失去至親，才知道那個過程有多煎熬。

我最大的遺憾，是媽媽去世時不在她身邊。但冥冥之中她似乎在等我於異鄉驚醒之後，才停止心跳，並嚥下最後一口氣。

媽媽已經去世兩年了，我前幾天還夢到她，在夢中跟她說：「媽媽，我好想您！」她輕輕握著我的手，臉上掛著微笑。醒來的時候，我還能感覺到手上微微的溫度猶存。

每當我身體不舒服時，常常想起以前媽媽的呵護，為我準備的開胃食物；每當看到手機上與媽媽的最後一次通話紀錄時，真的很希望按下通話鍵後，電話那頭還有人接聽，讓我再叫她一聲媽媽。這種一般人習以為常的小事，對我而言其實是人間最大的幸福。因為，當失去了母親的愛，才知道它有多美好。

林佳靜

香港大學護理學院院長、美國護理科學院院士、國際護理榮譽學會二〇二〇名人堂得主、臺北醫學大學護理學系的傑出校友，曾赴美國威斯康辛大學麥迪遜分校，攻讀腫瘤護理碩士及護理哲學博士。為協助病人獲得良好的照護而發展出「中文版簡明疼痛量表」，專長為腫瘤照護、疼痛控制及安寧療護。

那一天，永遠就只是暫別

畢雁翾

我永遠不會忘記自己趕進家門那一幕，看到母親側躺在父親旁邊，頭靠在一起，一手攬著他的肩，一手撫摸他的臉，正在爲他祈禱念經。

老餐廳裡泛黃的白牆上，播放著我為最愛的老爸所做的八十歲生日禮物：用家族老照片做成的影音紀錄片「甜蜜的二十五億秒」，逗得大家哈哈大笑！

那是二〇一〇年的春天，從那天以後，我的心就默默開始準備，有一天將要和父親說再見！

我們家一直不排斥談論死亡等看似禁忌的問題，因為有信仰，知道自己死後靈魂將去哪裡，便能更正面看待生命的的另種形式。關於疾病治療、放棄急救、器官捐贈和骨灰的住所，父母親都盡可能為自己安排好，一方面不想麻煩我和姊姊，一方面希望能照他們的意思辦理。這樣開放的態度相當難得，在很多家庭是做不到的！

完成心願不留遺憾

父親在二〇一九年初診斷出大腸癌，因為年事已高，癌細胞是沒有養分的，我們決定不積極治療，也不吃任何抗癌藥物，只做了一個相對簡單的腸繞道手術就出院，開始與腫瘤共處。

父親理解自己的病情後，我們建議他轉到離家裡比較近的桃園榮民醫院，並參加了安寧居家療護計畫，更在意識清楚的情況下自己簽了「預立安寧緩和醫療暨維生醫療抉擇意願書」。

現在回想起來，才知道讓病人清楚自己病情，是通往善終最重要的第一步！

之後，父親幾乎大部分時間只需要待在家裡靜養。每週，安寧病房的醫生和護理師會定期來探望，並提供一些基本藥品。加上媽媽和住在附近的姊姊細心照顧，居家的日子過得很平靜，也比較有品質。

這段時間父親完成了所有心願：過了金鼠年春節、吃了九十一歲生日壽桃、慶祝和母親的五十週年金婚，也完成再去吃喝玩樂和看到外孫大學畢業的願望。

一直到最後幾個月，問他還有什麼願望時，他都說：「我沒有什麼願望了啊，我的願望都達成了！」他說：「妳和姊姊讓我很放心，從妳們照顧我的樣子，就知道以後妳們也會照顧媽媽，然後孫子們都乖巧孝順，女婿們也都很照顧家庭。我這輩子沒有遺憾了！」

在離開前的最後兩、三週，父親變得極少量進食。腫瘤開始會讓他疼痛，安寧病房的主任立刻帶來嗎啡貼片，因為這樣，父親昏睡的時間愈來愈長，但也幸好能讓他減輕疼痛。

由於幾乎不飲不食，剛開始母親還是非常擔心，但我和姊姊都一直小心地安慰媽媽，不要勉強爸爸。我們能理解，飢餓、脫水、缺氧、二氧化碳囤積都是正常的現象，只要不採取任何延命醫療措施，臨終的病人就能陷入如夢似幻的安詳狀態裡。護理師也留給我們一本手冊，裡面有各種臨終時的狀況，讓我們更多了解，減少害怕不安。

在愛裡得享心靈安寧

那一天，父親在滿室冬陽的家中，安詳離世。我永遠不會忘記自己趕進家門那一幕，看到母親側躺在父親旁邊，頭靠在一起，一手攬著他的肩，一手撫摸他的臉，正在為他祈禱念經。

父親就像熟睡了。因為沒有最終的輸液、打針和餵食，臉和手完全沒有水腫，走後也沒有排泄物。這代表不灌食、不輸液，讓他的身體沒有多餘的負擔。父親以一個乾淨純潔的身軀，充滿尊嚴地走向生命終點。我握著他的的手，親吻他的額頭為他祈禱，讚美他做得真棒！孫子們也都在身邊陪伴著，牽著外公的手，雖然掉著淚，心情卻很平靜。

父親完成了此生最後一個任務，用身教告訴子孫們什麼是安詳寧靜的死亡。他以極有尊嚴和自主權的方式離開，其實對我們有很大的安慰！不僅讓我們更快走出悲傷、真心為他高興，更讓我終於知道，為什麼在最後階段「什麼都不做，也是一種體貼」！

現代醫學的進步並不能讓所有人幸福終老，有時候竭盡所能地救活，就是盡其所能地折磨。從十年前開始大量閱讀跟死亡、臨終、看護有關的書和醫學常識，其中關於安寧療護和尊重放手的觀念，深深影響我和家人。

我不是醫護人員，不敢說什麼是對或錯，只願為自己和家人開一扇窗，知道走進死亡前可以有更多準備，盡可能現在就簡化生活、尊重身體、彼此相愛、善待心靈。

我相信，當這一生走到終點前，能好好道謝、道愛、道歉、道別是多麼大的福分！就如同我也相信，無論是永生還是重生，生命終究要以另一種方式存在。

所以，那一天，永遠就只是暫別！

畢雁翎

自詡七〇年代文青婦女。

目前為資深的壽險顧問，在聆聽了數百件家庭故事、老病死殘後，愈發明白《禮記．禮運》的「使老有所終」多麼不易。父親安詳走後，致力於分享安寧緩和醫療，期盼更多家庭能安然面對親人的最後一哩路。

已婚，育有一子一女。喜愛閱讀、寫作、旅行和追劇。閒暇時經營自己的烘焙粉絲專頁，做做點心為生活中之確幸。

白色的房間

王嵐萱

由白色製造出來的空間，安靜得讓人害怕。然而，我更害怕護理師對著奶奶手臂上不明顯的血管，提起粗針頭刺進去的畫面。

奶奶住進白色的房間，是發生在冬天的故事。

前年一月，我剛遞出離職申請書，正打算用剩下的時間準備研究所考試，父親在這時告訴我奶奶住院的消息。

起初，奶奶認為只是一般的肚子痛，並摸著腫脹的腹部告訴我，她好幾天都無法正常排泄。我握起奶奶因焦慮而顫抖的手，告訴她：「沒事的！一切都會沒事的！」

不忍親人承受病痛之苦

「是胰臟癌，末期。」醫生的話反覆在我耳邊迴盪，我揉了揉眼睛，想確認眼前的景象不過是一場夢境。沒有回音的長廊、輪椅摩擦地面的聲音、空氣瀰漫的藥水味，我想像自己再一次睜開眼睛，所有陌生的場景就會回歸原來的模樣。

直到見證奶奶的身體被迫塞進各式各樣的管子，如同通往無止境黑暗的隧道，聽著她熟睡時的呼吸，我才理解到，病情正迂迴地纏繞在空洞的眼神裡。

我們共處在充滿白色的房間裡，燈光、天花板、牆壁、枕頭、床單……由白色製造出來的空間，安靜得讓人害怕。

然而，我更害怕護理師對著奶奶手臂上不明顯的血管，提起粗針頭刺進去的畫面。我不敢看她猙獰的表情，也不敢聽她眼淚滑落的聲音。或許，我心理真正害怕的是，承受巨大病痛的奶奶告訴我：她不想活。

天氣好的日子，我會推輪椅帶她去長庚湖散步，讓她曬曬太陽、看看鴨子，想著倘若順利出院，我要邀請她陪我爬虎頭山。

隨著撕下的日曆愈來愈多，奶奶沉睡的時間也愈拉愈長。疼痛沒有因為治療而慢慢減輕，奶奶的身體日益消瘦，時不時開始乾嘔，嘔到她的喉嚨微微發燙，她說：「乾脆就讓我死一死吧。」每當奶奶提起一次這樣的念頭，我都會哭著要她收回剛剛說的話。

待在病房的日子，時針走得很慢、很慢。每當看著奶奶受病魔摧殘，我總是無法抑制情緒，睫毛上的淚滴開始落個不停，奶奶看著我哭，也忍不住哽咽說：「妳不能哭啊，妳要支撐病人，妳要堅強，當病人的支柱啊！」

可是，我辦不到啊……為什麼生病會讓人這麼痛苦？為什麼健康的奶奶會得到癌症？無數個問號在我心中湧現，卻沒有人能為我解答。

在春暖花開時送您遠行

後來，奶奶出現譫妄的症狀，而我在黑夜拉開簾幕的時刻，教她辨認閃閃發亮的星星，用溫水替她擦澡，在她還未抵達夢境之時，輕輕地說：「我們會一直陪伴您。」療程趕不上癌細胞擴散的速度，癌細胞跑進腦中，奶奶成為一個愛笑的孩子，漸漸不再聽到她喊痛了，而家人在討論之下簽署了「不施行心肺復甦術同意書」。

再過一段日子，奶奶在睡著的時候過世了，叔叔守在病床前，將家人的姓名都唸過一遍。她的忌日為三月二十四日，是春暖花開的日子。

葬禮上，父親允許我為奶奶寫家祭文，我回想過往發生的種種，這段時間奶奶積極抵抗病魔，很堅強也很勇敢。我很慶幸能擁有一段空白的時間，陪伴奶奶走完最後一程，讓我們得以共度最好的時光。

在醫院的日子聽奶奶說了好多她從未提起的故事，謝謝奶奶在她生命的最後教導我許多事情。一個人的離開是難以抹滅的，如果可以，我希望自己接下來都不會再參加任何一場葬禮。

雖然偶爾憶起奶奶還是會哭哭啼啼，但我仍舊記得，奶奶出殯的日子，陽光很耀眼，棺木裡的奶奶露出微笑，她的肩膀上開著一朵又一朵色彩繽紛的花。

奶奶離開白色的房間之後，整個世界都是春天的顏色。

♡

王嵐萱

一九九四年生，東華大學華文所創作組。喜歡毛茸茸的狐狸和狼。喜歡看雲在天空中隨意飄動。相信這個世界有魔法和幽靈。

只是遠行

章晨煦

你們就帶著我的細胞好好活在世上，創造自己更多的價值，媽媽永遠都在，在你們的血液中，在你們的記憶中。離別，不是不愛你們，而是更愛。

生命有許多的來不及。即使已說好，不許對身體有任何侵入性的治療；即使已說好，要如何分配遺產，還是有許多的來不及。

為母親畫上美麗妝容

安寧病房的護理師輕輕靠近我，安撫我的情緒，也問著母親需要協助的心願，我愣了許久，看著無法言語的母親，慢慢說出：「我媽不喜歡白髮，我媽很愛乾淨，也很愛漂亮，出門會擦口紅。」這些都是我對母親了解的心願。

護理師在母親走前兩天，幫她溫柔地洗了熱水澡，這時緊閉雙眼的母親慢慢睜開眼睛，環視周遭，和我四目對望時，那慈祥的眼神裡有著未說完的話。我用力將眼淚吸乾，不能讓母親看見自己的難過。隔天，護理師協助美髮師，細心地染著每一根白髮，躺在床上的母親似乎放鬆地享受最後一次頭皮按摩、吹整。那柔暖的身體，還能柔暖多久？

當天晚上傳來彌留的消息，一頭黑髮的母親乾乾淨淨地躺在床上，嘴巴用力呼吸著，那呼吸聲觸動著我的呼吸，直到最後吐出一口長氣後，心臟停止，呼吸不再。靜止的時空，直到護理師幫母親換好衣服，帶著化妝品前來詢問：「阿嬤要淡妝還是⋯⋯」我才回過神來，慢慢回應：「要眼影、要粉色腮紅、要口紅。」塗上口紅後，母親慈祥的臉不再蒼白，如此美麗。來不及問母親要說的話，來不及問母親要的裝扮。媽，這樣的妝容您喜歡嗎？

感謝今生有您的愛

生是死的開始，你我都一樣，只是我們在生的時候相遇，一起為活著的時候努力。輪迴不是任何人可以確認的，但我相信。

若死是生的開始，你們不必等待我的出現，即使我輪迴了也是在千里之外，在另一個母親的子宮孕育著；即使我出生了，你們也不會認識未來的我。所以不必傷心，我只不過從死的路上，轉向生的路上。

這一輩子，我有到死都愛著自己的母親，不管我如何挑戰您的權威、如何讓您生氣，您依然愛我；有陪著我成長的手足至親，即使生活中我有冒犯之處，你們仍會在他方默默關心。感謝共組家庭的老公，你包容我的蠻橫無禮，你對我不離不棄，又處處保護，我何德何能，擁有這份無血緣的愛，這份愛豐富了我的人生，盤據了我的心。

這一輩子，還有我留下的孩子們。哥哥、妹妹，記住不必為我哭泣，媽媽只不過結束這一趟人生的旅程，你們該為我開心，或許我會再度踏上另一個國度，只是這次真的無法帶著你們旅行。

你們就帶著我的細胞好好活在世上，創造自己更多的價值，媽媽永遠都在，在你們的血液中，在你們的記憶中。

離別，不是不愛你們，而是更愛。

旅程終點，歡喜道別

這一輩子，有許許多多的親戚朋友們，謝謝大家打開我的視野。真的，不必來我的喪禮，因為我捨不得你們為我不捨。若大家願意，我會舉辦一場開心歡送派對，希望你們能夠盡情打扮，只要帶一朵有香氣的花來就好，大家盡情「練肖話，話唬爛」。在滿室芬芳的空間裡，說完該說的話，開懷大笑，然後開心說再見。

請放開對我的牽掛，我將遠行，到一個未知的地方，也許會有許多冒險，也許會有許多坎坷或歡笑，請你們放手，讓我專心地面對新世界。

今生，有著家人的愛，有著親戚朋友們的陪伴，我們一起在台灣這個地方，呼吸自由民主的空氣，值得了。下一個旅程，會在哪裡？我不知道，你們也不必知道，只需要和我揮揮手，說再見！

如果有一天，我即將離開了，不必慌張，請將我送進安寧病房，那裡有護理師、醫生會協助你們，度過和我一樣即將失去母親的歷程。

記住，請與我的母親一樣，別讓任何插管、電擊傷害我的身體，我要帶著尊嚴遠行。如果我離開了，不用猜測我的遺願，把我打扮得乾淨、畫上淡淡的妝，塗上我準備的口紅就好。

如果我真的走了，請別流淚擔心，親愛的老公與孩子們，我只需要你們和我的孫子送行。請記得給我幾朵帶著香氣的花。

我只是遠行，和我的母親一樣，搭乘專用臥艙，跟著火焰列車，步向另一個旅程。

章晨煦

父姓張、夫姓陳、母姓許，章晨煦便成了我的筆名。

慣用文字記錄生活，文章曾刊登於各大報，得過幾次小獎。當了幾年的代理導師，也是個故事工作者，成立無尾熊故事劇團，曾於誠品書店及各圖書館推廣閱讀活動。目前停下教職，在台灣文學基地及各圖書館說故事。

前年陪伴母親走過最後一哩路，要從悲傷去接納失去不是一件簡單的事，但也因看著母親的消逝，開始思考自己要如何過完最後人生。感謝安寧基金會，讓我透過書寫整理自己要如何說再見。

練習告別 三十年

郡亞

你的「惜惜」，撐住了我幾乎崩塌的世界；
你的「惜惜」，讓我挺過了每個窒息的低潮……

三十年前的某一天，我們本來只是一起去醫院問醫生，問看看胃部為什麼一直悶悶的。

我們以為四十六歲的你，只是工作太累，只是沒有好好吃飯，醫生會開藥給我們，然後我們就回家了。

但是，我們突然被宣判留在醫院。

回不了家。

醫生說：「爸爸是肝癌末期。」

我沒有聽見。

我聽見的只是一連串的醫學名詞而已。

那是醫院的事，與我們無關。

醫生說：「我們可以試試兩種『治療』……但是，應該效果不大……。」

我只聽見「兩種治療」。

其他的，我都沒有聽見。

我才十六歲，聽不懂是正常的吧。

我努力陪著你「治療」，極度努力。

極度到極限的邊緣，像是把油門狠踩到最底。

醫院的「治療」、所有的偏方、各大廟宇、各種宗教……。

身心都在懸崖的邊緣。

我拉著你，瘋狂似的進行各種求治，我無理性地四處嘗試。

橫衝直撞的靈魂，像失去控制、胡亂運轉的機器。

不顧一切地盲目狂奔。

那天，我們只是，想拿個胃藥而已。

兩個月後，你就停止了呼吸。

我偷偷摸了你冰冷的手臂，像是市場上生雞肉塊的觸感，我還是認定，你只是睡著了，因為被子蓋得不夠，太冷而已。

當我陪著你到火葬場，然後那位天真善良、勤奮、純樸、顧家、節儉、可愛……我最愛的爸爸，那位永遠可以讓我毫無忌憚對他頤指氣使、呼來喚去的爸爸，被裝進一個小小的藍色的甕，送到我的手上。

我捧著。像捧著一個睡著的嬰孩。

跟死亡無關。

你只是睡著，還沒有醒來。

我一直等了三十年，讓幾乎同步死亡的自己，

慢慢甦醒過來。

我不擔心你會怪我，自己「醒來」的步調太緩慢。
因為我深深知道。這世界，你最愛我。
當你病得好重，但我好累的深夜，我把雨傘給你，交代你：「如果我太累了，叫不醒我，請用雨傘戳戳陪病床上的我。」
但是，唰唰喳喳的聲音吵醒了我⋯。
原來，幾乎無法翻身的你，竟然自己起來換尿布。
我生氣得把你推倒：「為什麼不叫我！」
你用抱歉的眼神、虛弱的嘴形：「妳多睡一下！」
我一邊粗魯地抽掉尿布，一邊對你大吼大叫⋯。
隔天，你就永遠睡著了。
我對你說的最後一句話：「我討厭你！」
你對我說的最後一句話：「爸爸惜惜⋯。」（台語）
三十年了。
我還是允許自己想你；

即使總是掉下眼淚。
因為你的「惜惜」，
我練習著
即使掉下眼淚，也能
輕輕地　微笑。
如
雨後灑落的陽光；
寒夜凝結的晨露。
一點一滴⋯。
我原諒了自己。
原諒那個三十年前，慌張失措、焦慮惶恐的自己。
原諒那個三十年前，橫衝直撞、害怕停下來，
停下來就會發現，
你將要死亡的事實。

我原諒自己讓你做了許多無意義的「治療」，為的是　我自己。
不願意面對永遠的別離。
不願意接受說再見。
我的不願意說再見，失去了好好告別的時刻。
我的不願意說再見，讓自己的心跟著你一起死亡。
我必須甦醒。
三十年來，
你的「惜惜」，撐住了我幾乎崩塌的世界；
你的「惜惜」，讓我挺過了每個窒息的低潮；
你的「惜惜」，支持我跨越許多艱難的挑戰；
你的「惜惜」，陪我學會跟傷痛劃出適當的界線。
因為你，我的生活走向有被疼惜的樣子；
因為你，我堅持著你的善良、勤奮、勇敢和堅強；
因為你，我保持健康平安與喜樂。

因為，你的愛不曾離去。

郡亞

一九七三年生。近二十年來一直在和信治癌中心醫院從事行政工作。來醫院工作的初衷，是希望當年告別親人的經驗，也許能夠在這生離死別的環境中，有機會陪伴慌張無措、悲傷失落的孩子⋯⋯。

因為沒有機緣接觸需要協助的個案，但是想要支持孩子的心情滿溢，所以我就試著以另一種方式，在台北市社子島棒球場、天母棒球場、橄欖球場和龍舟競賽場域，運用高畫質攝影之美，拍下孩子們拚搏奮進、不屈不撓的精神，讓他們可以清楚看見自己美好而勇敢的樣貌，相信自己充沛的正能量足以面對人生的困境，走過所有的風雨。

永遠記得你

君羊

怕他捨不得、放不下，因此不敢說，我多麼感謝他，感謝他爲我和媽媽奉獻一生。不敢說，我有多麼多麼愛他，所以我只是一直唸著阿彌陀佛，阿彌陀佛……。

爸爸往生的整個過程，就好像他這個人一樣，相當理智而勇敢。倒數兩個月，他開車載我跟媽媽到處走，帶我們去吃西餐、去貓空，他一直儘量帶我們出去，說要好好珍惜一切相聚的時光。

倒數計時的父愛

倒數一個月，他還不痛的時候，載我們到森林遊樂區，試著走路運動，但那時的他已經走不太動了。有一天他狀況不錯，就沖了拿鐵給我跟媽媽喝，喔，他的咖啡是我們永遠的愛，我牽著他的手說自己多麼捨不得他，他的手那時還是那麼溫熱有力。

在醫院的時候，他會把自己的床位整理得很整齊，還會掃地，有一次他邊聽原住民唱歌邊流淚，我問他怎麼了，他說太好聽了。

倒數二十天，他拉肚子都還自己換尿布，儘量不請我協助，到了最後我幫忙換過幾次，他還教我可以怎麼做比較好。很痛的時候，他儘量不打嗎啡，到了連止痛藥也沒效的時候，他會頻繁地去浴室沖熱水澡，那能暫時減輕他的痛楚。

他在這過程一直做各種嘗試，看怎麼樣能減緩疼痛，到後來他已然研發一套模式：開冷氣，半躺在沙發，等待下一次可以吃止痛藥的時間。

有次他受不了，自己開車跑去醫院，結果卻只能在急診室裡等病房，過程中他一直念佛，但等到後來，他不願意再等，他發現西醫就是不斷住院、出院的循環，而且一次比一次虛弱。

倒數兩週的時候，他已經相當依賴止痛藥了。他跟護理人員清楚表達自己想做安寧療護的意願，提到自己看過阿公插管的景象，對此他相當篤定，不再接受任何治療。

當我同意並支持他的決定時，他再次跟我說謝謝，謝謝我讓他好走。他還交代了自己的後事，給我一個在殯葬業服務的友人電話號碼，連喪禮的全部費用都自己付好了，要我等他往生後打給禮儀社，不要通知其他人，怕其他人會想搶救他。如果有人要來告別式就辦，如果沒人來就把這副身軀拿去燒一燒，放在龍泉山寺，跟阿公一樣的地方。

在那次談話後，我感覺沒那麼慌了，爸總是有辦法讓我安穩下來。

無盡恩情，化做阿彌陀佛

記得我們最後一起過的中秋節，那天我在病床前跟他說最近的新聞，爸問我跟他說這幹嘛，那都是不相干的人事。我說也對，然後謝謝他陪我走過好多、好多困難與挫折，每當我經過年少時爸教我怎麼搭公車的那條路，都會想到他。他笑了笑。我要離開醫院的時候，跟爸說我愛他，爸點點頭，叫我說阿彌陀佛就好了。

那好像是我們最後一次比較長的對話了。

倒數一週，醫院半夜通知病危，我從家裡叫計程車獨自飛奔到醫院，跟醫生說讓他待在普通病房，在這裡我跟媽媽可以跟他好好告別，我想他不會想去急救病房，把我們隔離在外。

倒數三天，他常常打電話給我，那時他已經被嗎啡弄得有些意識模糊了，卻還是常打給我，要我去看他。我去之後，他又怕我太辛苦，一直催我走。

我看他都沒吃東西，就買了布丁給他，想不到他雖然可以吃了，卻因為使力不當，竟然咬斷挖食的木片，當下我慌亂地想往他嘴裡摳、叫他吐出來，他看我很慌張，說了一句「好」，用眼神要我別慌，冷靜地張大嘴巴讓我檢查，我才看到那木片原來是掉在他的衣領上。

他要走的那晚，我跟媽媽圍在床頭，我不斷唸著阿彌陀佛，希望他往生西方極樂世界。媽媽在他耳邊叫他跟著光走，說完這句話後，爸爸就停了呼吸與心跳。

三更半夜，我讓媽媽先回去睡覺，自己則留在醫院往生室為他助念。

「阿彌陀佛，阿彌陀佛⋯。」

聽說人的聽力是最後消失的感官，也就是說爸爸還聽得到我的聲音。但我不敢講其他感性的話，怕他心疼我，因此不敢說，請他好好走，我會照顧好媽媽。

怕他捨不得、放不下，因此不敢說，我多麼感謝他，感謝他為我和媽媽奉獻一生。不敢說，我有多麼多麼愛他，所以我只是一直唸著阿彌陀佛，阿彌陀佛⋯。

那天，我就這麼在爸爸旁邊，從黑夜唸到白天。
那好像是我們最後一次比較長的對話了。
「爸爸我愛你。」
「寶貝，說阿彌陀佛就好。」
「喔，爸爸阿彌陀佛。」
阿彌陀佛……阿彌陀佛……阿彌陀佛…。

君羊

台北人，攻讀碩士學位中，家有一母一貓。〈永遠記得你〉一文是記念世界上最愛我的父親，他總是讚賞並支持所有我熱愛的事物，當然也包含我的文筆——這是從他偷看我日記後不小心洩漏出的感言中得知的。

誰來出席綠油精先生的告別式

胡善喻

送他去往生室的路上，我心想他生命最終那場告別式，應該無人出席，而我能做的，僅是從病房到往生室，在這段他生命最後小小的片段陪伴他。

綠油精先生，我總這樣暗自稱呼這位病人。

四十來歲，沒有結婚，借住在姊姊的房子裡，卻不可思議地與姊姊幾無聯繫。最喜歡在我去病房探視他的時候，請我為他買一小瓶綠油精。

綠油精先生帶著右腹一顆可直接目視、幾乎突破腹部的腫瘤來到醫院就醫，毫不意外地確診為腹部轉移的肝臟腫瘤。綠油精先生說自己雖然借住在姊姊的房子裡，聯絡頻率卻少到他連姊姊的電話都想不起來，遑論說出姊姊的住址，或是找到親人來醫院陪他一起討論後續的治療規畫。

尋不著親人，綠油精傍身

「社工，妳可以幫我買一小瓶綠油精過來嗎？我肚子好痛，我最怕痛了。」

每次詢問他對治療有什麼想法，想不想在我陪伴下先跟主治醫師討論治療計畫時，他總用這句話結束話題。我以為這只是他打發我離開的藉口，殊不知他真的很害怕疼痛，總會打電話來辦公室提醒我一定要幫他買綠油精。

「社工，妳得跟他的腫瘤賽跑，妳沒有太多時間，可能得快一點。」某天主治醫師查完房後，語重心長地對我這樣說。

當時我用盡全力透過警政、戶政單位，想嘗試聯絡上綠油精先生的手足，也開始跟社會局討論，萬一無法聯繫上手足時，在治療暫告一個段落後，出院緊急安置綠油精先生的可能性。

再次見到綠油精先生，是在隔天上午會客時間的加護病房裡，主治醫師提醒我綠油精先生疾病預後不佳的當晚，他就因敗血性休克併發呼吸衰竭，插上了氣管內管而轉入病房。

隨著治療，綠油精先生慢慢能以自己的力量呼吸，而他拿著筆對我寫下的第一句話仍然是：「怕痛，綠油精。」

綠油精先生很厲害地撐過了這一波感染，順利脫離呼吸器。

「真是太痛了，如果再來一次，不知道得準備幾瓶綠油精才行？社工，妳要幫我多買幾瓶綠油精。」

歷劫歸來，綠油精先生跟我說的第一句話仍然不離綠油精，看著虛弱的他，主治醫師跟我遲疑了一下，還是決定開口告訴他，他的病況不太樂觀，而我們嘗試許多方法，都無法聯繫上他的手足，希望聽聽他對於後續治療的想法。

綠油精先生露出落寞的神情，抓著我的手思考許久，告訴我們：「我真的很怕痛，上次那樣連綠油精都不太有用了，所以我不想再一次了，我想就很自然地這樣吧。」

很幸運的是，社會局的社工跟戶政事務所的科員，都願意擔任他「預立安寧緩和醫療暨維生醫療抉擇意願書」的見證人，綠油精先生只特別要求，社會局的社工跟戶政事務所的科員在來病房簽意願書的時候，要順便幫他買大瓶的綠油精。

等待認領，陪伴最後一程

綠油精先生自此沒有離開過加護病房，最後的十數個日子，早上十一點跟晚上六點半，在我記憶裡都充滿著綠油精的氣味。我總在會客時間替愈來愈虛弱的綠油精先生擦擦綠油精，告訴他今天的新聞跟天氣。有很長一段時間，只要走過加護病房，我總有聞到綠油精的錯覺。

綠油精先生走得很安詳，在他快離開時，我輕輕地在他手上跟額頭擦了綠油精，告訴他我很抱歉，沒有聯絡上他的手足。

我不知道他是否在生命的最後感到疼痛，但從他放鬆的神情看來，應該是沒有。

因為協尋不著親人，綠油精先生只能以有名無主的身分靜靜等候一段時間，直至屆期無人認領，才能入土為安。送他去往生室的路上，我心想他生命最終那場告別式，應該無人出席，而我能做的，僅是從病房到往生室，在這段他生命最後小小的片段陪伴他。

過了好一段時間，某天下班前，他的姊姊拿著協尋家屬的公文到辦公室找我。原來，看到公文以為是詐騙的她，遍尋不著弟弟，透過警方才得知綠油精先生因病在院內往生。

花了點時間告知她綠油精先生在醫院的波波折折，我把綠油精交到她手上，告訴她綠油精先生自己選擇了安寧之路，而他離開時平靜得如他所願。

送走他那又哭又笑的姊姊，下班時我發現連綿的多日陰雨，竟然出現難得的藍天。

想必綠油精先生的告別式，應該會有人出席了。

胡善喻

年近四十，除了社工師執業執照外，無錢、無長相、無婚姻的「三無女子」。

身為安寧照護領域的醫務社工，每天最大的渴求，就是不要接到安寧照護的個案照會，因為總會在下班回家的路上突然悲上心頭，在捷運上痛哭流涕，嚇到路人非常罪過。

雖然小咖到不足以成為天將降大任的斯人，但喜歡醫務社工，未來也想繼續當醫務社工。

陽光正好

官芸菡

面對生命，我不斷提醒自己：知死方能知生，每個人都當是謙卑的探問者。對此，應當永遠保有與追尋知識時一樣，等量的敬畏與虔誠。

甫入醫院的醫學生，在我心中曾是一個尷尬無比的身分。因為視角驟變而需要適應諸多衝擊，可後來才知道，正因浸淫未深，才能同時做醫病雙方的局內人與局外人。

就是在那樣珍貴的青澀裡，我第一次踏入安寧病房。

那是在一個安靜的午後，我推著換藥車到病榻，替他的肺部引流管換藥。那是我第一次見到他，而那時，陽光正好。

一個平凡的心願

因為多年的癌症治療，他體弱消瘦，疾病反覆地轉移、復發，不過六十餘歲就難以自理生活。他總是有禮而淡漠，從不主動詢問病情，只透過點頭與搖頭來表達自己的心意，少有笑容，一直慣常沉默。

也因此，我對他唯一一次開口說話印象很深。他說：「想像隔壁床的病友那樣，去洗個澡。」

於是稍做安排後，我們將他推至沐浴室，合力讓他舒服地躺入大小堪比浴缸的沐浴機裡。室內用來升溫的暖燈驅走寒涼，熱水蒸騰出泡沫香氛，氤氳間，兩相無言。他閉眼，安靜接受我們替他洗浴。直至回到病房，在大夥分別替他著衣、換藥、吹頭髮時，他才終於在暖意中睜開眼。

當時窗外的陽光正好，從他的角度側頭望去，正好有一片溫黃灑在窗櫺，說不出的安和寧靜。見他一反常態地注視窗外，我問道：「哪裡不舒服嗎？」而他大大出乎意料之外，回我以一個淺淺淡淡的微笑。那是我第一次見到他嘴角上揚的弧度，一時間竟有些恍惚。接著他搖頭輕聲說：「只是很久沒洗澡了，很舒服。」

很舒服。一句再簡單不過的回答，卻讓我突然哽住。

直擊心底的疼痛

那一瞬間，我想起了去世不久的祖父。

祖父一向最要面子，可生命裡的最後幾年，卻一直倚靠呼吸器和鼻胃管灌食維生。抽痰時的劇烈咳嗽、鼻胃管在臉上無情烙下壓痕，每每前去探望，心中總是傷痛不忍。

為此幾次想開口建議安寧，但話到嘴邊總因為害怕而猶豫。最後，祖父逝世時依舊管路滿身，甚至因為事出突然，身邊沒有一個親人。

當時的猶豫遂成為我一生無法彌補的後悔，此後在愧疚裡一直自欺、不敢面對。可那句輕輕的、平靜的「很舒服」，卻讓我在毫無防備的情況下被擊潰，眼淚衝破多年逃避，瞬間奪眶而出。

很舒服。這麼平凡的心願，又有多少人在臨終時真的擁有？

那個瞬間，直擊心底的疼痛讓我突然明白：我絕對無法再忍受任何同樣的後悔。我已經對不起自幼疼愛我的祖父，而不管是對家人或者病人，都再也無法承受這種無法彌補的折磨。

於是，我開始學習、尋找方法，想知道如何才能柔軟而堅定，在任何情況下都不因恐懼而失去勇氣。

做為學生，我努力在臨床上學習老師們開啟對話的時機和方法，期盼日後也能成為良好的溝通橋梁。

做為家人，我持續把安寧醫療、預立醫囑的訊息傳遞給父母及親人，盡力讓他們了解更多、思考更多，從而有屬於自己的判斷。

面對生命，我不斷提醒自己：知死方能知生，每個人都當是謙卑的探問者。對此，應當永遠保有與追尋知識時一樣，等量的敬畏與虔誠。

臨床的學習仍在繼續，而不覺間，距離上次踏入安寧病房也已兩年。我卻仍常在不經意時想起那天下午。想起那扇窗邊，那一個安然恬靜的笑臉。

它總會在求生懼死的時刻裡提醒我：有來就有回。不要恐懼，更不要逃避，每個人都將走到那裡。而最幸運的莫過於那片陽光，它會一直安守來去，在往來間，永遠燦爛而寧謐。

官芸菡

一個剛從學生變成醫生的PGY（醫學生畢業後進行兩年不分科住院醫師訓練），從小喜歡胡思亂想和寫作。這篇文章寫於我的學生時代，謝謝每一位願意經由文字，與我一起再次見證那段經歷的讀者，你們的共鳴將是我莫大的榮幸。

茄苳樹下的醫療

柯獻欽

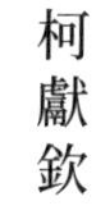

接受死亡的必然，了解人生的有限，才能彰顯愛要及時的重要。活著是生命的奇蹟，也是最好的禮物，而逝去則是亙古的歸途，能夠善終就是最美的祝福。

午後剛下過一場雨，鄉間崎嶇不平的產業小道有些難走，居家醫療的公務車駛在泥濘的路面上，車輪不時陷入低窪的水坑，濺起一片泥水，人坐在車內顛簸得厲害，起伏搖晃。

車子停在老舊的三合院前面，護理師熟練地從後座搬下拖拉行李袋與背包，裡面裝的都是居家醫療的行頭。

「下雨天你們也出門喔？麻煩兩位了。」迎面而來的是病人的女兒，典型純樸的農村婦女，臉上有著略帶歉意的笑容。

「說好要來看阿嬤，怎麼可以不來呢？阿嬤出來乘涼喔？小心不要淋到雨。」護理師親切地回答著。

老厝的樹蔭下，證悟生命無常

茂盛的茄苳樹下，突兀地擺著一張病床，上面躺著一位瘦小的老婦人，瘦骨嶙峋的四肢，不搭調地有著鼓脹的肚子，皮膚焦黃黯沉，卻布滿暴起的青筋。老婦人偶爾發出的幾聲呻吟，也是有氣無力的。

九十幾歲的阿嬤，兩年前被診斷出肝癌時，腫瘤就已經有十公分大，因為不適合手術、栓塞、標靶或化療等抗癌治療，一開始就接受安寧居家療護。剛罹病時，阿嬤的日常體能尚佳，醫療人員每次去看她時，常聽到阿嬤快樂地唱著民謠，口中叨念著台灣俚語四句聯，令人嘖嘖稱奇。

阿嬤喜歡在親手栽種的茄苳樹下乘涼，訴說著半世紀前的陳年往事，高興起來甚至會擁抱護理師，像是看待自己的孫女一般，而當我們要離去時，她總是露出落寞不捨的神情。

近來因病情惡化，阿嬤的肚子鼓脹如七、八個月的身孕，食量驟減、貧血加劇，逐漸難以呼吸，意識愈來愈差。阿嬤身體不舒服，卻又不想進醫院，只想待在熟悉的家裡。

經過簡單的身體檢查，可能是肝癌破裂造成腹腔積血，肚子太大而頂著橫膈，使得肺部擴張不全。

為了緩解腹脹與呼吸困難，我準備第一次在戶外做穿刺放液術，當時居家醫療車還未配備攜帶型超音波，完全憑著觸診與敲診下針，以中心靜脈導管權充引流管，處置中還要不時揮趕蒼蠅。

深秋樹下涼風習習，樹葉沙沙作響，間關幾聲鳥叫鵝鳴，看著血水涓滴流入袋中，不知怎地，我想到拘尸那羅城梭羅樹林中的佛陀，彷彿傳來佛陀涅槃之前的聲音：「萬法自性歸於滅，人人有生必有死⋯⋯。」

這種非正規的醫療，無法跟健保申請處置費，不用家屬簽同意書，出事有副作用也沒有人會怪你，純粹為解決病人的症狀，是不考慮經濟效益的單純服務。小小醫療行為解決阿嬤的大難題，免得被送進她不喜歡的醫院。

善終就是最美的祝福

大部分的人希望：生命的最後階段能夠待在熟悉的家裡，有親愛的家人作伴，而不是在陌生冰冷的醫院，甚至在維生儀器噪音雜沓的加護病房。

居家安寧療護是末期病人最期待的照顧模式，居家生活是對病人最人性化的安排。對醫護人員來講，居家訪視也是最溫馨、最富人情味的工作。

醫療是容易交朋友的行業，末期患者最基本的生命受到威脅，多視身外之物如糞土，沒有財物名利的羈絆，患難見真情，人性自然流露。到病人家裡出診常會收到各式各樣的禮物，病家有什麼都會拿出來送你，舉凡番茄、地瓜、芭樂、龍眼、茼蒿、米粉、火龍果等，常常公務車都塞不下。

有時我會想：我們主要的工作就是舒適護理、傾聽陪伴，以及開一些緩解症狀的藥物，實在沒幫上什麼忙，助人涓滴卻被湧泉以報，自己也覺得羞赧。

生生死死原是大自然最自然不過的法則，卻牽動著人們的悲喜情懷。接受死亡的必然，了解人生的有限，才能彰顯愛要及時的重要。活著是生命的奇蹟，也是最好的禮物，而逝去則是亙古的歸途，能夠善終就是最美的祝福。

看看別人，想想自己，我在活著的時候學習死亡。陪伴末期病人時，也會想到每個人遲早得面對的宿命，對注定要落空的人生，終究會殞落的生命，我們能有什麼想法？

如果生命真能找到某些意義，總是在跳脫自我、幫助別人的時候。證悟生命的無常，對死亡習以為常，人們才能無拘無束地活在當下，充實而真摯。

在幽谷伴行的過程中，我們陪著臨終病人走完人生最後的階段，也陪著哀傷的家屬走出喪親的悲痛。

每位照顧過的病人都是我們的老師，教導我們如何讓愛在苦難的人間透出動人的光芒。我們在他人的需求上，看到自己的責任。藉由助人的過程，也療癒了我們自己。

縱然有治不好的病、救不了的命，但終能給受苦的人們一些寬慰。讓需要安寧療護的人都能得到幫助，緩解終點前的病苦與徬徨，不帶遺憾地走盡人生路，即使長日將落，也能夠映照出絢爛的晚霞。

柯獻欽

屏東人，現任奇美醫學中心呼吸治療科主任與緩和醫療中心主任，專長是胸腔內科與重症醫學。有感於加護病房內的病人，歷經病痛與治療的苦難，許多仍不免走向人生的終點，因而踏入重症安寧的領域，期望可以勇敢，也可以溫柔。

如夢之夢

Jared

婆婆殷切呼喚丈夫時，充滿柔情的眼神，令我感到欣羨。如此夢境，彷彿上蒼把飽滿而有毒的相思樹果，調進了婆婆逐漸迷茫的血液中、腦海裡，相思儘管譫妄，何嘗不美！

幾年後，夜幕依舊，計程車的雨刷停下，我望向天空，連日的雨終於停了，雲朵飄過，幾顆星星閃爍。我記得快速道路隔音牆的另一邊，就是蝴蝶婆婆的家。我記得她家的格局，婆婆的房間就在進屋左側的一角，床鋪放得特別低。

做了幾年的安寧照護，從蝴蝶婆婆的身上，我遇到了挫折，得到了庇佑，也找到了現在還在路上的能量。

臨終幻象，相思情起

某個歲末時節，初逢時，病房裡的蝴蝶婆婆毫無生氣，面對愁眉苦臉的兒女們，以及節節升高的腎指數。年近九十的她拒絕洗腎的提議，兒女們心裡支持，卻不踏實。我們與蝴蝶婆婆約定，出院後到家裡看她，不會讓她辛苦。婆婆依舊板著臉，不發一語。

第一次到家裡拜訪，婆婆拿著助行器，緩步走向客廳，看見我們，簡單打了招呼，便坐在客廳看電視。我努力想做點什麼，注意末期腎病的症狀、電解質平衡與否云云，她總是皺著眉，又輕輕帶過，說：「沒什麼。」我努力說服自己，雖然沒有熱絡的互動，但婆婆在家裡的眼神看起來有神許多。

某次，孫女回家探望奶奶，發現蝴蝶婆婆直唸著自己丈夫的名字，要叫他吃飯，這舉動嚇壞了孫女。到訪時，孫女驚魂未定，指著牆上爺爺的黑白照片，斑駁的相框裡，照片中的男人約莫年屆不惑。婆婆的丈夫早逝，孫女不曾見過爺爺，自然驚嚇不已。經過我們診視說明，孫女知道了「譫妄」現象，才放下了心。

比起平時的皺眉，婆婆殷切呼喚丈夫時，充滿柔情的眼神，令我感到欣羡。如此夢境，彷彿上蒼把飽滿而有毒的相思樹果，調進了婆婆逐漸迷茫的血液中、腦海裡，相思儘管譫妄，何嘗不美！

農曆春節前，我們再次來訪。正擔憂著相思樹毒性環繞，是否該談到後事準備時，在樓梯間就聽到窸窸窣窣的聲響。遠方的兒女都回來探望老媽媽，還跟蝴蝶婆婆一起打麻將。婆婆見我們來，熱情地招呼兒子為我們備茶水。我慌張地藏起方才一路上的沙盤推演。相思樹呢？爺爺呢？隨著一「吃」又一「碰」，煙消雲散。夢境呢？我彷彿看見婆婆的家中，出現一座蓮花池，我就坐在蓮花池裡，窺見《如夢之夢[1]》，窺見生死。

[1]《如夢之夢》為表演工作坊賴聲川的劇作，以八小時呈現一位病人對自身生命的追尋。

虛實之間，生死如夢

夏天到來，到訪的心情變得輕鬆，但照顧婆婆的移工看護安妮說，婆婆最近開始會喊痛。來回確認了幾回，用上了藥物，婆婆紓緩了些，還跟我說了「謝謝」。

隔天黃昏時分，護理師接到女兒來電。原來婆婆的症狀惡化，在家不停哀號。焦急的安妮打給婆婆的女兒，女兒一時也慌了，先直接叫了救護車，再連絡護理師。護理師告訴他，乾脆就來醫院跟我們會合，等救護車到再打算。

救護車的嗚笛聲自遠方傳來、愈來愈近，又戛然而止，第一個走下救護車的，並不是身手俐落的救護員，而是已經哭紅雙眼的安妮。救護員們接著走下車，其中一個往急診室檢傷櫃台走。

「OHCA病人到了。」

「他是居家安寧的患者，可以再送回家嗎？」我連忙上前搭話。

救護員瞪大了眼睛，無奈地看著我們。幾經波折地溝通，決定就不讓婆婆下車，委請救護車折返回家。安妮再跳上了救護車，一旁婆婆的兒子對我說：「醫生，搭我的車回去好嗎？」

於是，開始了一段驚奇旅程。我穿著醫師袍，坐上轎車，一路往婆婆家前進。我們沿著熟悉的樓梯上樓，到婆婆家門前，一隻瓷碗向外飛出，重重摔碎在門口的磨石子地板上。我被這道刺耳的聲響喚醒。救護車雖然早到了幾分鐘，但婆婆已經在很遠的地方了。

身穿絳衣的道士，站在客廳中間，手中的三清鈴震震有聲。隔著陀羅經被，婆婆已到了遠方。此時此景，若用醫院那套接上機器、確認生命徵象，再唸一串宣告死亡台詞的流程，會顯得十分突兀。我與婆婆的兒子確認了時間後，便坐在門口的矮凳上，開立死亡診斷書。此時我感覺到，在死亡面前，我那一身白的道袍，絲毫沒有半點法力⋯⋯。

夜幕低垂，我在門口深深地一鞠躬。在回程的計程車上，雨不停歇。這一刻，真實虛幻已分不清，彷彿蝴蝶婆婆就此鑽入莊子的夢中。

蝴蝶婆婆，謝謝妳讓我完整參加了妳的人生最終回，那言不及義、又總是判斷失準的年輕人，會繼續努力向前的。祝妳在那裡也過得好，再見。

Jared

一個在北台灣從事醫療工作的台南囝仔，平時看診一點長者，跑一點居家，看一點安寧，來回於醫院的巨塔與案家的水塔之間。藉著一個個患者真實而辛苦的生命故事，豐富自己的見聞，學習人生的腳步。賺一點收入，賺一點祝福，賺一點人與人之間真誠的鼓舞與互助。

陪你走一段抉擇

蔡蕙珊

如果我們只以二分法，將醫療區分成「救」與「不救」，對家人而言，是一個極度殘忍的宣判；對病人而言，眞正重要的東西是什麼，我們會看不清。

身為安寧緩和醫師，我偶爾會穿梭在加護病房，協助原團隊醫師做末期判定，或經由家庭會議協助家屬做醫療決策。依據法律規定，唯有兩位專科醫師診斷末期，病人才能如願以償取得善終的門票——撤除維生醫療，走向臨終。

第一次見到高伯伯的女兒，是關於撤除呼吸器的家庭會議，她淚流滿面地問我，她是不是做錯了，爸爸留下遺書想要告別，卻被她硬生生地拉回來。我無法回答她是或不是，非黑即白的二分法太過殘忍，我只能回應她，如果今天是我的父親，我可能也會這麼做。

心疼親人受苦的煎熬

高伯伯在前幾日燒炭自殺，女兒發現後急忙將父親送至急診，經過一連串插管急救，命是懸住了，人卻是昏迷的，滯留在加護病房。女兒們後來發現爸爸留下的遺書，寫著：「身體已是垂垂老矣，怎堪病魔反覆折騰？切勿再積極搶救，徒浪費醫療資源。」

而今，這字字句句呈現在我眼前，女兒懇求為父親撤除呼吸器，完成他的心願。「有醫護人員問我，如果不想救，當初為什麼要送急診？我說不出話來。我當下真的慌了，想都沒想就送來了。」女兒不斷地自責。這一句話點醒了家屬，卻把他們推向更深的內疚。

自殺的腦傷病人是不是末期？這是個灰色地帶，原團隊醫師不認定是末期，卻也明白後續病人會臥床且每況愈下。家屬尋求撤管已不可行，安寧緩和的介入主要在情緒支持。

幾日之後，病人成功脫離呼吸器轉入呼吸照護病房，薦椎附近卻出現褥瘡，於是接受開刀清創，之後必須持續換藥。女兒的情緒似乎慢慢撫平，面對既成的事實，決定好好振作，尋找能照顧父親的養護中心。

再次見到他們是三個月後，高伯伯因褥瘡感染而住院，女兒堅持一定要會診安寧團隊，拒絕原醫療團隊提議的再次清創或任何侵入性治療。「我爸爸正是因為害怕現在這種狀況——臥床、長著褥瘡、插著鼻胃管，所以才選擇自殺，怎麼現在又一步步走到這模樣？」女兒在病房走道上問我。這一次，原照護醫師同意診斷末期，我們終能啟動安寧照護。

我們與家屬達成共識，停用抗生素，僅維持基本照護：換藥、翻身、清潔與症狀控制。在沒有任何醫療處置之下，高伯伯的病程再次趨緩下來，過了幾天出院返回養護中心。有時，我會覺得，人會不會活下來，或許自己的治癒能力才是關鍵，外在醫療並不如我們以為的重要。

因愛放手，讓您好走

高伯伯出院後轉由安寧居家療護接手，我們每兩個星期會到養護中心訪視高伯伯，他規律地使用退燒藥與嗎啡，發燒與喘緩解許多，唯一的問題是褥瘡愈來愈深，已可見骨，舊傷未癒，又長出新的褥瘡。每次換藥他都皺著眉，緊繃著身軀，大力呼吸，雖然無法言語，可任誰都看得出來他不好受。在長照機構，臥床病人的生活大多是如此：無止境地換藥，無止境地翻身，無止境地灌食，無止境地等待，可能是等待親人的到來，可能是等待結束的終點。

「蔡醫師，像他這樣如果一直灌食，是不是沒有終點？我們可以停止灌食嗎？可以不要再違反高伯伯的意願了嗎？」居家護理師沉重地問我。是啊，《病人自主權利法》已同意在病人不可逆的昏迷時，可以終止給予人工營養或流體餵養，像高伯伯已表明自主意願，家屬也毫無疑問地支持，我們醫療團隊在糾結什麼？

於是，我們向家屬提議終止人工營養，女兒們同意並且選擇再次入院。一旦停止灌食，就進入臨終的階段，這一次我們心裡明白，是最後一程了。預計入院的前幾天，高伯伯情況有了波動，偶爾會喘起來，體溫時高時低。入院當天，我們剛接待完高伯伯，安頓好床位，他轉眼間就離開了。

「爸爸可能等不及，先走一步了。」他女兒告訴我們。

這是我轉換醫院後，陪伴最久的家庭。關於生命的課題，有太多需要去深思的事，如果我們只以二分法，將醫療區分成「救」與「不救」，對家人而言，是一個極度殘忍的宣判；對病人而言，真正重要的東西是什麼，我們會看不清。走在安寧的路上愈久，愈加感受到生命抉擇的困難。

蔡蕙珊

從住院醫師踏入安寧緩和醫療的那一刻起，我再也沒有轉身離開過。回首一看，已過了數十寒暑，這一路，我從對安寧照護的懵懂與困惑，到現在的透澈與堅定，是因為無數病人給我的生命習題歷練而來。

習題上的文字，有時深刻激盪思緒，有時輕柔擁抱靈魂。偶然想起之時總會明白，這都是我的一部分。

Part 3

這一刻，我還能為你做什麼？

我想爲你完成最後的願望，
也許是
幫你選一個禮物，
陪你開一場派對，
聽你彈一首曲子，
帶你回思念的故鄉⋯。
希望這份美好，
為你帶來溫暖。

本章收錄安寧團隊中的各種專業人員，如醫師、護理師、心理師、社工師⋯等，曾遇見的十個真實個案故事。安寧照顧基金會還將這些故事製作為「Instawish · 限時許願牆」系列影片，歡迎點閱觀賞。

「心願完成」，是一種理解與陪伴

——社工師蔡惠芳所聽見的渴望

游苔

聽到陳綺貞眞的要來，身體極度虛弱的少年，興奮地驚呼，歡欣地說：「欸！眞的！陳綺貞要來耶！」那一刻，他不是臨終的病人，他是得以再次擁抱著夢想的人，那是年輕。

二十年來，蔡惠芳社工師的心裡，總是盤旋著吉他少年的身影。彼時的她剛投入安寧病房社工師的工作，少年與她年齡相仿，對她而言，人生還有許多的可能，但對少年而言，生命卻即將至盡頭。

進到三軍總醫院安寧病房時，吉他少年已經骨瘦如柴，虛弱到幾乎沒有力氣說話。特別的是，病床前掛著一幅相片，是少年在大學社團活動時所拍下。照片裡的少年，意氣風發、抱著一把吉他。

當時蔡惠芳想，少年應該是熱愛音樂的吧，為了拉近與少年的關係，便試著問他：「你有沒有想聽什麼歌？」

少年說：「讓我想一想。」

蔡惠芳聽了，便要少年想好了告訴她，不料下一次詢問時，也是得到同樣的回答。

後來病房的護理師聽到二人的對話，笑著告訴蔡惠芳，〈讓我想一想〉是創作歌手陳綺貞第一張專輯的主打歌，當時陳綺貞抱著吉他、清新的形象，成為許多年輕人的偶像。

驚喜激出年輕的樣貌

於是，蔡惠芳跑了幾間唱片行，終於找到了《讓我想一想》專輯，滿心期待能因此讓少年，再次展露如同病床前掛著那張陽光般的笑臉。不過少年在聽了幾回後，就不再聽了，彷彿有著重重的心事。

當蔡惠芳忖度著其中原由，思索著還能再為少年多做些什麼時，一旁的護理師提議：「既然他這麼喜歡陳綺貞，我們有沒有可能直接請她本人來呢？」

蔡惠芳注意到護理師提到陳綺貞的名字時，少年的眼睛裡閃出了一絲光芒，於是便著手聯絡，而陳綺貞的經紀人也大方回應，雙方約好在隔天的下午，陳綺貞將到醫院的安寧病房探望少年。蔡惠芳十分開心地告訴少年這個好消息。

「哇靠！」聽到陳綺貞真的要來，身體極度虛弱的少年，興奮地驚呼，歡欣地說：「欸！真的！陳綺貞要來！」那一刻，他不是臨終的病人，他是得以再次擁抱著夢想的人，那是年輕。蔡惠芳說，那是她第一次聽到少年用這種語氣說話，「這才是他這個年紀應該有的樣貌。」當時蔡惠芳一度以為這樣就是最完美的臨終陪伴。

與陳綺貞相約的時間是下午兩點，就在一點五十分時，蔡惠芳接到病房的電話，她直覺地問道：「陳綺貞來了？」然而電話那頭，護理師的回答卻重擊了她的心：「不是，是病人走了。」

蔡惠芳連忙趕回病房，途中與陳綺貞的團隊相遇，簡短的說明一下情況，就差了十分鐘，少年卻等不到偶像到來便撒手人寰。當蔡惠芳匆忙地進入病房時，看到少年的媽媽相當悲慟，蔡惠芳心裡突然湧上一種想法，如果幫少年完成心願是一種對臨終病人的照顧，那麼此刻的少年會不會希望就用他的心願來陪伴他媽媽的哀慟？

此時要照顧的，不單單是剛往生的少年，還有哀慟中的媽媽，以及遺憾來不及幫上忙的陳綺貞團隊。突然，蔡惠芳想到：「人剛過世時，聽覺是最後消失的。」於是，向陳綺貞與家屬提議，若是雙方同意，還是可以替少年圓夢。

來自歌手的祝福，讓少年帶著愛離開

漫步在荒原／我想找一棵棲身的樹／有陽光／有流水／還有微

風吹／該如何面對／這未知的一切／讓自己的思緒沉澱

每一次講起少年的故事，蔡惠芳總會忍不住哼起這首歌。當時陳綺貞抱著吉他，隔著床簾，對躺在病床上的少年撥弦吟唱，宛如一位說書人，娓娓述說著一個故事。

「聽著聽著，我突然發現，也許這首歌就是少年在敘說他在生命要離開前的心境。」平時工作忙碌，蔡惠芳在此刻，第一次靜下心來聽這首歌。她說，少年一直掛心媽媽，不希望媽媽為他擔憂，也希望在他離開後，團隊能夠幫助他，撫慰他母親的哀傷，這也是他選擇在臨終前幾天住進安寧病房的原因。原來，少年心裡的牽掛、期盼，甚至面對死亡時的心情，都在歌中得到呼應。

演唱結束後，陳綺貞問蔡惠芳：「我可不可以跟他講講話？」得到應允後，陳綺貞便隔著床簾，輕聲地對少年說：「我知道你是很愛音樂的人，你也要知道你身邊也有很多愛你的人，你要帶著這份愛，離開。」

一首歌的故事，意外發掘老爺爺的心願

少年雖然離開了，但他的故事卻讓一位胃癌末期的爺爺得以敞開心房。當遇到這位原本因為病情惡化而心情抑鬱，不願理人也不願進食的爺爺，蔡惠芳正苦惱著該如何是好時，突然一股心血來潮，問爺爺想不想知道社工師在醫院都在做些什麼事？這樣的問話似乎引起了爺爺的關注，於是，蔡惠芳就跟爺爺說了自己如何從吉他少年的歌裡，聽到他想讓人懂他的心情，沒想到，爺爺聽得入神，竟然也將心中埋藏多年的心事說了出來。

原來，爺爺在戰亂時期隨國民政府來台，自此便與老家的未婚妻分隔兩岸，斷了聯繫。爺爺在聽完吉他少年的故事後，竟說自己也想唱首歌〈寄語白雲〉，當作是自己與未婚妻間的對話，也為自己生命中的牽掛與遺憾找到出口，在人生旅途即將到盡頭時，終於得以轉化思念為祝福。

剛開始投入安寧療護時，蔡惠芳只知道自己的工作之一，就是協助病人「心願完成」，但卻不清楚「心願完成」的本質是什麼。直到協助病患走過生命最後一段歷程後，才慢慢明瞭，每一個心願，背後隱含的可能不只是病人的牽掛或遺憾，更多的是他們想要被聽見、得到見證的心聲。

「心願完成不只是一個形式，更重要的是在過程中的理解、陪伴和共同經歷。」蔡惠芳笑著說。

蔡惠芳

三軍總醫院社工師。

●認識安寧團隊：社工師

安寧病房的家屬相較於其他科別，除了經濟上的沉重負擔外，還有面對死亡逼近的不安，以及長期照護的壓力。安寧社工師主要任務就是評估病家的社會支持、經濟負荷及需求，提供社會層面的支持和情緒關懷，減輕末期案家的負擔，並得以把握生命最後的寶貴時光，讓病人及家屬達到生死兩無憾。

陽台上的「夏日啤酒趴」

——護理師張詩吟與病友的最後一場狂歡

游苔

張詩吟曾經告訴熱愛旅遊的小佳：「死亡就像是一場僅限單人上路的旅行。」小佳告訴張詩吟：「下輩子我要開一座農場，所以若妳遇到農場主人請吃冰，那就是我。」

小佳是一位很特別的女孩。

初來馬偕紀念醫院安寧病房時，巨大的腫瘤讓小佳無法平躺，只能維持「趴著」的姿勢，稍微的動作都會疼痛不堪。

然而她不但總是保持微笑、對所有人禮貌客氣，面對發生在自己身上的痛苦更是坦然處之。

最特別的是，每一天早晨醒來梳洗後，小佳就會要求護理人員將她推到陽台，即使正值酷暑，她也堅持要在室外待到晚上，才願意回到病房。

「所有的換藥、治療，都在是陽台上完成的。」馬偕紀念醫院護理長張詩吟回憶，她曾經好奇地詢問小佳，都在陽台做些什麼？小佳微笑示意張詩吟去看樹梢被風拂動的畫面：「妳看，樹被風吹動的樣子、太陽曬在皮膚上的感覺，是不是很舒服？」

重拾微醺滋味，留給伴侶的回憶

張詩吟與護理人員經常在得空時到陽台陪伴小佳，有時候什麼也不說，只是靜靜陪伴，有時候聽著小佳與伴侶Seven的愛情故事。兩人交往十七年，早年社會風氣對多元性別伴侶的接受度不高，小佳與Seven花了許多時間、克服諸多困難才真正走在一起。

當小佳來到安寧病房第三週時，張詩吟察覺到她的病情急轉直下，有幾天甚至一覺醒來，就又發現失去一項身體功能。她問小佳：「如果妳要離開這個世界了，妳最想留下什麼？」

小佳想了想，說：「陪伴。」

原來罹病三年來，Seven無微不至的照顧，讓小佳感受到滿滿的愛，但她也擔心Seven無法接受失去自己的生活，因此她最想要在Seven心中留下更多彼此陪伴的記憶。

小佳的心願，張詩吟與安寧團隊聽見了。由於小佳與Seven平時就喜歡出門踏青、接近大自然，也經常喝喝小酒、享受微醺的滋味；馬偕安寧病房的同仁因此得到靈感，決定就地取材，直接在醫院的頂樓舉辦一場「夏日啤酒趴」，有的同仁布置場地、有的規劃活動橋段。

小佳對這場派對充滿期待，還要求這場派對一定要有啤酒和鹽酥雞，因為生病以來，她的姊妹們總規定她只能吃健康食品。

「反正你想得到的不健康食物，一定都要在裡面！」張詩吟轉述當時小佳的話，笑中也帶著疼惜的淚光。

笑淚交織，醫院頂樓開「趴」！

那是一場笑中帶淚的派對。大家幫小佳修眉毛、敷臉、化妝、染髮，小心翼翼地推著病床，將小佳帶到布置好的頂樓會場，張詩吟也帶來家中的兩隻馬爾濟斯犬，讓愛狗的小佳十分驚喜。

Seven來到淡水馬偕紀念醫院的頂樓，白色的迴廊掛上了閃爍的燈飾與旗幟，十多位安寧團隊人員正陪伴著小佳。

Seven面對這些護理人員，不禁又驚又喜地說道：「你們這麼多人留下來，只是為了我們……。」

派對開始，大家輪流對小佳說出心裡的話，笑淚交織，搭配著小佳親自挑選的背景音樂，都是她與Seven曾一起經歷過的歌曲，三年來從未落淚的Seven終於敞開心房、流下淚水，偶爾又與小佳相視而笑。

過程中小佳一滴眼淚也沒有掉，只是靜靜地、疼惜地看著自己所愛的人，事後她說：「這場派對就是為了讓Seven可以好好地哭一場。」而她也盡興地喝了一瓶啤酒。

雖然因為飲酒的關係，讓小佳隔日睡了一整天，但張詩吟想：「能使小佳與Seven留下開心的記憶，這瓶酒很值得。」

「那是一場很歡樂卻又帶點悲傷的派對，但這個悲傷同時為Seven帶來走下去的力量。」張詩吟回憶，那天Seven感性地說，很慶幸小佳在生命的尾聲入住馬偕安寧病房，因為有安寧團隊的照顧，讓小佳倒數的生命過得有聲有色。

邁向單人旅程，下輩子換我請你吃冰

張詩吟曾經告訴熱愛旅遊的小佳：「死亡就像是一場僅限單人上路的旅行。」小佳告訴張詩吟：「下輩子我要開一座農場，所以若妳遇到農場主人請吃冰，那就是我。」

「安寧團隊看似那個『提供照護』的人，但其實，小佳也是我重要的靈性導師。」那場夏日啤酒趴結束後，曾有醫生告訴張詩吟，因為策劃這場活動，讓他看見自己工作的價值，重新發現生活周遭的美好事物。現在她常常把剪輯好的派對影片拿出來看，懷念那個「先去旅行」的朋友。

派對結束後的幾個禮拜，小佳陷入昏迷，在她離開的前一天，工作人員將兩張病床合併在一起，小佳在Seven的懷抱中出發，邁向屬於她的旅程。

啤酒的泡沫雖然會消失，但那冰涼舒爽的感覺卻在大家的味蕾記憶中亙久留存；小佳雖然離開了，那場夏日啤酒趴的回憶，卻為她所愛的人留下永恆的陪伴。

張詩吟

馬偕紀念醫院安寧病房護理長。

● 認識安寧團隊：護理師

護理人員與病人、家屬之間的關係最為密切，除了常規的醫療照護外，在強調全人照顧的安寧療護中，他們更在意病人的舒適、清潔與尊嚴。因為他們和病人近距離相處，常常成為病人最信任也最像家人的醫療夥伴。安寧護理師會在照護過程中覺察病人心理、靈性上的需求，並適時導入其他專業人員的協助。

遇見善解人意的狗醫生

——教育師劉曉菁與治療犬Oba的服務日常

唐祖湘

牠陪伴過的安寧病人，從老到少，有男有女，各式疾病都有，牠開的「處方」一律是一臉天眞乖巧的表情、呆萌無辜的大眼睛……。

全身毛髮烏亮，有著一雙呆萌大眼的Oba，是一隻人見人愛的拉不拉多犬，牠可不是一般狗狗，而是接受過完整專業訓練的輔助治療犬，擁有高穩定度與服從性，溫暖陪伴安寧病房末期病人，幫助他們暫時忘記身體的痛，心靈獲得片刻安適，也帶給家屬許多美好回憶。

兩年前，輔助治療犬Oba開始在臺北榮總大德病房駐點服務，牠穿上專屬背心，配戴有名字的項圈，日日跟在醫生身後一起查房，「Oba來了！」病人和家屬總忍不住上前抱抱、摸摸牠，感受Oba的溫暖，溫順又乖巧的Oba成為安寧病房裡一股暖流。

溫柔陪伴，圓滿病童心願

在擔任治療犬之前，Oba曾接受過充足的社會化與生活化訓練，因此個性十分穩定，「治療犬的穩定性在安寧病房十分重要，Oba在這點絕對是一百分！」專帶Oba的安寧護理教育師劉曉菁表示，安寧病人大多很瘦弱，身上又經常有各種儀器管路，如果治療犬不夠穩定，在病床蹦蹦跳跳，甚至亂咬管路、撲上去舔人，病人可能就會承受不住。

但Oba完全不會，牠陪伴過的安寧病人，從老到少，有男有女，各式疾病都有，牠開的「處方」一律是一臉天真乖巧的表情、呆萌無辜的大眼睛。在病床上調整好位置後，自己就乖乖趴下來，從來不會隨便亂聞、亂動、亂咬，而是給予病人全心專注的陪伴。狗狗是人類最忠實的朋友，對於接近生命末期，每天都要面對疼痛與死亡的安寧病人，感受尤其深刻。

有天，安寧團隊接到兒童病房緊急聯繫，原來是一位罹患骨肉瘤的小病人病況變差了，劉曉菁連忙帶著Ｏｂａ前去。說也奇怪，意識已模糊，無法自主活動的小病人似乎感覺到Ｏｂａ的陪伴，竟主動將小手伸進Ｏｂａ的背心裡！起初媽媽以為小手是不小心滑進去的，擔心他不舒服而試著將手拉出來，沒想到小病人輕輕掙脫媽媽的手，堅持將手貼緊Ｏｂａ，「他的手就這樣拔著Ｏｂａ的毛。」劉曉菁帶著笑容示範小病人的動作。

雖然是近乎無意識的行為，但已是小病人許久不見的自主反應了。病人媽媽流著眼淚說，「孩子從小就吵著說想養狗狗，我答應過他，等到國小三年級就讓他養，但他現在才六歲，可能沒機會了……謝謝你們願意帶Oba來，幫他完成養一隻狗狗的心願。」而善解人意的Oba在這個過程中始終淡定，彷彿知道自己正以溫暖和陪伴，圓滿小病人的生命。

病榻陪睡，讓病人暫時忘了痛

Oba的靈性和敏銳，在一次次的陪伴任務中被察覺。劉曉菁說，起初以為Oba只是順從指令，跟牠說什麼，牠就做什麼，後來慢慢發現，牠不僅知道自己在做什麼，還能敏銳地感受差異。

劉曉菁舉例，有一陣子，她每天早上都會帶Oba去病房，探望一位患頭頸癌的年輕病人，當時病人有半邊臉已被癌細胞侵蝕，劇烈疼痛讓他無法進食，也幾乎無法說話，但每天看到Oba，他都會發出「Oba～」的聲調，還會移動身體挪出位置，拍拍床鋪，示意Oba上床「陪睡」，這樣一人一狗的相處有時長達一、兩個小時，甚至連病人的太太都有些吃味。

在年輕病人離世的隔天，Oba照慣例自發性地走到病房門口安靜坐著，等待病房門打開讓牠進去，劉曉菁拍拍Oba，跟牠說：「Oba，那個哥哥走了。」Oba聽完，像是理解了什麼，這才落寞地緩步離開。

還有一位阿嬤因病腳無法伸直，但每次Oba去探視，她都寧可自己盤腿坐，盡可能將床上空間讓給Oba睡。後來阿嬤轉院，當劉曉菁帶Oba進到病房時，牠竟然主動走到阿嬤的房門口觀望，即使劉曉菁輕聲告訴牠：「阿嬤去別家醫院了。」Oba還是一直看著病房，良久才邁開步伐，頭低低地走出來。

療癒病人也療癒團隊

自從Oba成為安寧團隊固定成員後，除了紓緩病人和家屬情緒，也帶動醫療團隊的工作氣氛。一位安寧醫師分享，每回查房，只要Oba跟在旁邊，在討論醫療決策的時候，「環境、情緒、氛圍都變得溫暖許多。」

劉曉菁也說，每當帶著Oba與病家進行生命回顧時，Oba自帶的紓緩魔力常讓她不需要費力引導，病人和家屬就能放開心胸，滔滔不絕地分享，「牠真是一個非常重要的觸媒，讓我們跟病人、家屬的關係，可以用不同形式去建立。」

繁重緊湊的工作步調，也讓安寧團隊夥伴承擔著說不出口的壓力，因此當夥伴陷入低潮時，常會跑去抱抱Oba，跟牠說說話，Oba也會用牠無聲的陪伴為夥伴打氣、釋放情緒，充飽電後重新投入工作，為更多病人服務。

劉曉菁／OBA

大德基金會安寧護理教育師／台灣導盲犬協會治療犬。

●認識安寧團隊：安寧護理教育師及輔助治療犬

為了提供高品質的安寧療護全人照顧，團隊成員除了持續學習知識、提升技能之外，前輩的經驗傳承也非常重要。因此安寧護理教育師的主要工作，為協助安排各項專業人員的在職教育或臨床床邊教學專業提升，強化團隊照護實力。

本文中，劉曉菁同時也是輔助治療犬Oba的主要照顧者。

安寧緩和醫療除了常見的症狀控制及舒適照護外，也常引進不同的輔助治療，例如動物治療、藝術治療、音樂治療、園藝治療等。動物輔助治療即是加入動物參與的一種療癒方式，醫療文獻明確指出，藉由寵物陪伴可以增加個人安全感、自信心、與他人互動的頻率，進而減少孤獨感受，還能讓病人在與治療犬互動的過程中，分散其對症狀的注意力，以此減輕疼痛感或不適。

連結信仰與對家人的愛
——靈性關懷師謝菊英學到的生死課

唐祖湘

高齡九十一歲的俞奶奶，面臨人生即將謝幕，態度卻優雅淡定，只因心中滿溢著對信仰的熱忱，以及對家人的愛，讓她坦然且安詳地走完人生最後一哩路。

掛在窗櫺的一串玫瑰念珠，隨著風兒吹拂，輕輕晃動發出聲響，像是在召喚它的主人俞奶奶：「再來握住我，一同向耶穌基督祈禱吧。」

住在成大醫院安寧病房的俞奶奶，是虔誠的天主教徒，信仰是她人生中最重要的力量，她每天唸三遍玫瑰經，一為國家，二為丈夫，三為子女。從事靈性關懷的謝菊英修女說，每次離開病房前，俞奶奶都會手持這串玫瑰念珠，輕聲為她祝禱，即使後來身體虛弱，念珠仍緊握在手，像是要捉住剩餘時光，將她的祝福永遠留在世間。

高齡工作，潛藏對生命和信仰的敬愛

謝菊英回憶與俞奶奶在安寧病房相識的情景，歷歷在目，「奶奶一頭白髮，面容慈祥，雖然躺在床上，但意識非常清楚，對我緩緩訴說生命中的往事。」

俞奶奶的家鄉在上海市崇明島，年幼時雙親不幸離世，成為孤兒的她，替人家幫傭維持生計，戰亂時跟隨雇主離鄉背井來到台灣。結婚後，便與先生一同在台南一所雇主經營的學校裡開福利社，夫妻兩人克勤克儉地工作，胼手胝足撐起一個家庭。福利社結束營業後，又擔任保姆工作很長一段時間，將三個兒女拉拔長大。

本該享清福的她，到八十三歲高齡仍在做資源回收，就像你我經常在巷弄中見過的拾荒老人，佝僂著背，顫巍巍地走在路上，緩慢推著沉重的手推車，把沿路可以賣錢的瓶瓶罐罐、紙箱、紙盒一一撿起，辛勞地工作著。

神奇的是，彷彿是受到天主的眷顧，俞奶奶一直以來都沒有什麼病痛，直到離世前三個月感覺胃不舒服，發現罹患癌症後，才停止工作。

事實上，俞奶奶一生省吃儉用，攢下兩棟房子，經濟並不算匱乏，但不知情的路人看到她，總是用憐惜的口吻說：「好可憐的老太太，年紀這麼大了還要出來回收。」

俞奶奶提起這段往事，態度卻十分坦然：「我不覺得自己可憐啊，感到很踏實，一方面在做運動，一方面也是贖罪。」她還說：「罪贖盡後，我就可以回歸天主懷抱了！」

從小在逆境中成長的俞奶奶，即使生活無虞，仍珍惜身邊所有資源，一根陪伴她慢慢走路的拐杖，就是最好的證明，那是她用損壞的拖把自製的。俞奶奶以珍惜之心物盡其用，「唯有惜物惜福、內心明亮之人，才能散發出這世間獨有的人格。」謝菊英說。

解開對兒女的罣礙，平靜面對臨終

而讓淡然的俞奶奶唯一放心不下的，是精神耗弱的小兒子。

「頭幾天，她一直提到小兒子，說他因為生病，沒有工作，也沒有成家，擔心他以後該怎麼辦？」謝菊英說，沒念過書的俞奶奶，一生最大的驕傲是與先生憑著自己的雙手建立了一個家，而小兒子的身心狀況，是她內心最深的痛。

俞奶奶的女兒告訴謝菊英，自己大學畢業開始工作後，每月都會拿錢回家，所以俞奶奶並不缺錢，只是簡樸日子過慣了，又擔心身體不佳的小兒子，未來生活有後顧之憂，因此年紀大仍賣力工作，將辛苦賺取的所得存起來。

女兒還透露，當年爸媽在學校開福利社，念小學的她感到很沒有面子，媽媽八十幾歲還去做資源回收，她也因此不敢上教堂，就怕被人家指指點點，說他們這些做兒女的不孝。

謝菊英便告訴女兒，看見老奶奶一輩子辛勞，年事已高仍堅持工作，「其實勤奮的背後，是她生命的價值，也代表對家人的愛。」女兒想了想，表示理解，對過往糾結也逐漸釋懷。

幾天後，或許是安寧病房平和的力量影響，俞奶奶漸漸平靜下來，不再滿心掛念著小兒子，而是說：「我贖罪了，要去依靠天主耶穌，可以回歸天家了。」神情充滿喜樂。

在家人陪伴下，安詳回歸天主懷抱

住進安寧病房的那兩週，俞奶奶始終被親情圍繞著，大兒子天天到訪，有時帶著媳婦與孫女，住高雄的女兒與外孫也經常探視。

有天見俞奶奶精神尚好，女兒把握機會，對著母親道謝與道愛：「媽媽給我的愛，超過我能給的，我永遠愛您，您真是偉大的媽媽。」

「我也愛妳，我這個從小沒有讀過書，不識字的人，能生到妳這麼乖巧聰明的女兒，我很滿足了！」俞奶奶幸福地說。

在安寧病房期間，俞奶奶還進行了「傅油聖事」，這是耶穌為關心病弱、衰老和臨終的人而設立，領受此聖事的人得到恩寵和力量，在病中就能保持內心平安。神父帶領祈禱儀式，家人都圍在床邊陪伴，當時的俞奶奶笑得好開懷，像個純真的孩子。之後在冬日寧靜的平安夜裡，帶著對天主的敬虔，以及對家人滿滿的愛，俞奶奶安詳地離開了。

高齡九十一歲的俞奶奶，面臨人生即將謝幕，態度卻優雅淡定，只因心中滿溢著對信仰的熱忱，以及對家人的愛，讓她坦然且安詳地走完人生最後一哩路。

謝菊英感佩地說：「從來沒有看過臨終的病人，可以走得那麼優雅，沒有一絲懼怕。」在生命終期正向面對死亡，傳承人生智慧，俞奶奶的信仰與豁達，不僅家屬永遠懷念，也為醫護人員上了寶貴的一課。

謝菊英

台南市老吾老養護中心主任。

●認識安寧團隊：靈性關懷師

在生理上，九〇%的症狀都可以透過醫療照護，獲得一定程度的緩解，唯獨靈性照護需要回到生而為人的核心。靈性關懷師的主要任務，是引導末期病人思考並肯定自己的生命價值，在抵達生命終點時，感覺自己「不虛此行」，進而無憾、無懼地面對死亡。

床邊的〈小星星〉

——音樂治療師劉又瑄用音樂傳遞愛

游苔

好幾次唱到「小寶敲敲敲」時，弟弟居然會跟著節拍打鈴鼓，而看到久病的孩子還能隨著音樂做出反應，讓媽媽覺得既驚奇又感動……。

「我遇見弟弟的時候，他大概一歲七個月大。」成大醫院安寧緩和共同照護中心音樂治療師劉又瑄說。弟弟在九個月時被診斷出腦部患有腫瘤，小小的身軀在治療過程中打了非常多類固醇，所以全身都胖胖的，眼睛也因為水腫無法張開。

重病的弟弟日復一日地躺著，媽媽只能準備簡單的塑膠沙鈴，搭配幼兒台節目，為弟弟的病中生活增添些微童趣。「我不知道我的角色是什麼？好像就是在這裡陪他，什麼事都不能做⋯⋯。」第一次喜迎新生命，卻遇到如此難題，讓這位年輕媽媽顯得無力挫折。

在和這位媽媽談話的過程中，劉又瑄發現弟弟聽到音樂時，總是會很賣力地睜開幾乎腫到張不開的左眼，像是用他獨特的方式說著：「我有聽到你們在講話喔！」「我很喜歡音樂喔！」於是，又瑄準備了大鈴鼓，讓弟弟可以透過簡單的抬手、放下動作，拍擊樂器發出聲音。

無法言語，卻能用音樂傳達心意

劉又瑄在兒童安寧的音樂治療中，以簡單的〈你好歌〉開始，並在治療最後以〈再見歌〉結束，與小病人建立連結。在弟弟的治療期間，又瑄特別把弟弟的名字「小寶」編進歌曲中，又瑄發現，好幾次唱到「小寶敲敲敲」時，弟弟居然會跟著節拍打鈴鼓，而看到久病的孩子還能隨著音樂做出反應，讓媽媽覺得既驚奇又感動，那一瞬間，弟弟彷彿與其他孩子一樣，在音樂與歌聲中快樂的笑著。

有一天，又瑄看到年輕媽媽一個人在加護病房外的長廊坐著，手撐著頭，看起來很頹喪。劉又瑄連忙趨近關心，媽媽抬起頭看到熟悉的臉孔，便再也忍不住情緒，開始大哭。

「我好後悔讓他進加護病房……」原來，弟弟兩歲生日前的那個禮拜，病情急轉直下，雖然夫妻先前已經討論並有共識：若弟弟危急時不再進行急救，但當下丈夫遠在其他縣市工作，讓孤身面對緊急狀況的年輕媽媽一時慌張又無措，仍然決定先為孩子插管急救，希望等到丈夫回來再做決定。然而，經過一陣驚心動魄地急救後，年輕媽媽看到躺在加護病房裡、全身插滿各種管路的弟弟，加上加護病房的探病時間限制，讓她陪在孩子身邊的時間大幅減少，各種心疼、自責、無助，在看到音樂治療師的瞬間一股腦兒全部湧上。

母親的歌聲，陪伴孩子也療癒自己

「不如，我們一起來唱弟弟喜歡的歌，錄起來後放給他聽好嗎？」又瑄察覺媽媽的情緒，思考著在如此有限的空間與時間裡，還可以為這個家庭與孩子做些什麼，因此有了這項提議。他們一起把〈小星星〉等弟弟喜愛的兒歌，改編成適合做為睡前歌曲的三拍子節奏，錄製大約三十分鐘的歌曲，讓加護病房中的弟弟能在母親「一～閃、一～閃、亮～晶晶」的溫柔歌聲中安穩入眠。

「我們沒有辦法讓這位媽媽完全不自責，但至少可以緩和她的負面情緒。」劉又瑄說，這個過程不只讓病重的弟弟感到安心，對年輕媽媽來說更是一種撫傷療癒，因為她知道透過歌聲，可以讓弟弟感受到媽媽不曾離開的陪伴，即使身體受苦，心靈卻能得到撫慰。

「安寧非常強調『善別』，家人與孩子有好的告別，才能在病人離開以後，有繼續生活的力量。」又瑄回憶，決定撤除維生醫療的前一天，正好是弟弟的兩歲生日，加護病房特別開放，讓劉又瑄與弟弟的家人一同穿著防護衣入內探視。

劉又瑄很快地用〈小星星〉的曲調再做了一首歌，而填入的詞，則是年輕媽媽記憶中，弟弟生病前喜歡做的事，以及容易感到開心的各種狀態。

那天，全家人一起看著歌詞合唱這首歌，在旋律中找回弟弟活潑可愛的笑顏，也在弟弟短暫的生命裡，印記下真實的天倫之愛。

在安寧的盡頭，迎接新生命

「又瑄，我有個好消息要告訴妳！」在弟弟離開一年後的某一天，年輕媽媽回到成大醫院拜訪安寧團隊及又瑄，手裡提著印有小嬰兒腳印的彌月禮盒。原來在弟弟走後，年輕媽媽再次懷孕，並生下健康的女兒，她掩不住喜悅，開心地向團隊分享小女兒照片。

劉又瑄說，許多夫妻在痛失幼子後，感情容易起變化。不過，弟弟的父母卻因為他的離開而更加緊密。弟弟的父親重新找了一份工作，從外縣市搬回台南，一家人住在一起，照顧健康活潑的妹妹。這個照顧經驗也讓又瑄看見，安寧療護不僅僅是人生盡頭前的幽谷伴行，同時也可以是銜接另一段新生命的開始。

劉又瑄

成大醫院音樂治療師。

● 認識安寧團隊：音樂治療師

音樂作為一門藝術，參與音樂體驗本身就提供了意義。音樂治療師透過聆聽、歌唱、彈奏、敲擊、律動、即興創作等不同的音樂體驗形式，根據病人與家屬的需求，協助病人調節情緒、表達情感、促進溝通與建立認知。對身體虛弱的末期病人來說，還能轉移對疼痛或不適感的注意力，進而提升生活品質。

未完成的音樂會

——醫師朱為民記憶裡的琴聲

游苔

王伯伯彈奏的歌，是他年輕時最愛唱的洪一峰的〈舊情綿綿〉。從前王伯伯彈奏鋼琴時，她便坐在一旁，靜靜聽著丈夫唱著歌……。

二〇一八年某個星期五的下午，窗外下著微微細雨，罹患猛爆性肝炎的王伯伯婉拒換肝手術，在妻子的陪同下，主動要求轉入台中榮總安寧病房，接受安寧療護。

「當時我有點訝異，我以為病人應該是躺在推床上來的。」看到王伯伯是坐著輪椅來，氣色也還不錯，台中榮總安寧病房主治醫師朱為民不由得好奇地詢問王伯伯，為什麼不選擇繼續治療呢？

王伯伯爽朗地說：「我的人生很滿足，不想浪費別人的肝臟。」王伯伯解釋，自己長年受肝硬化與糖尿病之苦，活了六十四年，如今人生沒有什麼遺憾，不如安靜地邁向生命終點，將換肝機會留給其他有需要的人。語畢，王伯伯還不忘謝謝朱為民的關懷。

約定好的音樂會，趕不上變化

那晚，在安寧病房輪值的護理師阿貴聽見活動室傳來陣陣鋼琴聲，聽曲調似乎是首台語老歌，走近一看，彈琴的正是王伯伯。

原來，王伯伯年輕時是一名鐵工，在台北市北投一帶工作。當時來自日本的那卡西賣唱文化正流行，北投溫泉區的那卡西樂團一度多達上百團，朋友的樂團正好缺一位鍵盤手，就找王伯伯去「充場面」。王伯伯靠著努力自學六個月，學會一些簡單的歌曲，便跟著樂團在溫泉旅館、酒肆與夜市間穿梭演奏討生活，日子過得雖然辛苦，卻是段有滋有味的年少回憶。

聽完王伯伯的回憶，阿貴便提議：「伯伯，不如我們下禮拜替你辦一場鋼琴演奏會，好不好？」王伯伯十分開心地答應了，兩人約好，禮拜一就會邀請王伯伯的家人來到中榮，參與這場獨一無二的演奏會。「那我得趕緊練習才行！」那天王伯伯練習到很晚，幾經催促才回到病床就寢。

按照計畫，音樂會將在安寧病房的交誼廳舉辦，志工們抓緊時間布置場地。朱為民評估王伯伯的體力，將音樂會長度設定約二十至三十分鐘，在眾人的努力下，萬事俱備。然而，末期病人的病情變化十分快速，入住安寧病房時氣色尚不錯的王伯伯，隔天很快陷入肝昏迷，禮拜天便撒手人寰。

珍貴的彈琴留影，讓妻子對安寧改觀

接到先生過世的消息，王太太傷心欲絕，一時無法接受先生過世。她哭著抱怨，如果當初進行換肝手術，或許王伯伯不會這麼快就離世，為什麼要選擇安寧！

「家屬的反應，也讓我們同仁感到很難受。」朱為民說，許多病人聽到安寧就先排斥、反彈，偶爾在會診時，病人一聽到他是安寧醫師，甚至還馬上轉過頭去不跟他說話。原以為安寧療護能讓王伯伯與妻子多一些緩衝時間，可以好好相處、好好道別，怎料病情進展太快，時間沒有站在王伯伯這一邊。

在王伯伯的葬禮過後，當初提議替王伯伯舉辦音樂會的阿貴，又想到了一個新點子：「不如將王伯伯彈鋼琴的照片與影片，製成光碟送給王太太吧！」並在寄出的包裹夾著一張紙條寫道：「未能辦成那場音樂會實在很遺憾，但或許這些畫面能對您有些幫助，可以回想起王伯伯以前的樣子。」

過了幾個禮拜後，在迎來送往、永遠忙碌不完的安寧病房裡，朱為民突然發現一張熟悉的面孔，居然是王太太！她一見到安寧病房的團隊成員，便彎下腰深深鞠躬。

「當初還對你們有點生氣，真的很抱歉，我其實很感謝你們⋯⋯。」王太太從包包中拿出光碟，娓娓道來自己的心境轉變。原先難以接受先生死訊的她，看了光碟中的影片才發現，王伯伯在安寧病房的短暫時光其實非常自在開心，身上只有點滴，沒有鼻胃管、導尿管等侵入性管線，也沒有傷口，如王伯伯的心境一般，乾乾淨淨、沒有牽掛。

王太太說，影片中王伯伯彈奏的歌，是他年輕時最愛唱的洪一峰的〈舊情綿綿〉。從前王伯伯彈奏鋼琴時，她便坐在一旁，靜靜聽著丈夫唱著歌。影片中王伯伯彈琴的模樣，一如數十年前她記憶中的丈夫那般神采飛揚，他唱的歌，彷彿是在對自己講話。

安詳離去，成為家人前行的力量

後來王太太與安寧團隊在原先要舉辦音樂會的交誼廳，一同觀看王伯伯為了音樂會而認真練習的影片，畫面上滿頭白髮的王伯伯，認真揮舞著手指、敲打著琴鍵，一面唱著那首歌。

「一言說出就要放乎忘記妳……舊情綿綿暝日恰想也是妳……。」

原來，王伯伯的音樂會，是想獻給摯愛的妻子，他的自在與平和，都是留給妻子繼續前行最堅實的心靈滋養。

朱為民說，生病跟死亡是每個人生命中必定會經過的事件，但是透過安寧緩和醫療的幫助，王伯伯在終點前的這一段路，並沒有因為病人的身分，而被剝奪「活著」的尊嚴和品質，反倒是用短短的寶貴時間，重現出他數十年的生命歷程，比如他的走唱經歷，以及他對妻子的情深義重。

「那場音樂會，還是以不同的方式完成了吧。」朱為民想。

朱為民

台中榮總主治醫師。

●認識安寧團隊：醫師

安寧醫師可說是安寧團隊的核心人物，不論在病房、居家或機構，皆能對疾病持續進展的病人，給予整體性的評估、支持性治療與症狀處理，包含疼痛、水腫、喘等常見棘手症狀，並且回應病人與家屬的身心靈需求，提供整合性的生命後期照護。

圓滿走過人生九局下半

——諮商心理師羅惠群贈與癌末大哥的禮物

游苔

很多時候，即使病人有願望想要完成，卻常礙於病況，很難眞正去實現。因此在安寧路上，「圓滿」兩個字很多時候是儘量將遺憾減少一點。

在時任諮商心理師公會全聯會副理事長羅惠群的記憶中，每當推開淡水馬偕紀念醫院安寧中心的門，總彷彿看到那位大哥躺在病床上，默默看著窗外的中庭花園發呆，或是緩慢翻閱報紙的身影。

來到淡水馬偕紀念醫院安寧病房時，大哥已經是肝癌末期，一七五公分高的他瘦到體重只剩下四十幾公斤，就連坐著，也會被自己的尾椎刺得痛楚不已，必須坐在特殊的甜甜圈坐墊上，才能稍微紓緩痛苦。

由於肝無法正常運作，體內存有大量的氨（Ammonia），大哥的意識時好時壞，常陷入昏沉之中。生命到了末期，就連睡覺都是件困難的事，心情自是沉悶低落，很難對萬事萬物產生興趣，雖然安寧團隊試著跟大哥聊天，但大哥總是意興闌珊。

小小壘球，成為修補缺憾的關鍵

直到有一天，羅惠群發現，大哥在看電視上的棒球比賽轉播，本身也很喜歡棒球的他，便試著從棒球話題切入。「只要提到棒壘球，大哥的眼睛就會發亮，像突然活過來一樣，開始講很多、很多故事。」透過一次次的交談，大哥豐富的生命故事逐漸揭開。

原來，大哥從年輕時就投注許多時間在棒壘球運動，也成為一名業餘教練，他指導的隊伍屢屢在全國競賽中拿下冠軍，還成立地方協會，四處推動棒壘球運動，盡情享受運動的暢快、得獎的榮耀，以及與隊友一同征戰的成就感。

然而，大哥卻因為投注太多心力在棒壘球運動，疏於照顧家庭，三十幾歲便與妻子協議離婚，一雙兒女的撫養權也歸於妻子，二十多年來雙方甚少聯絡。

「他對於年輕時的決定感到愧疚，卻沒有機會向家人表達。」羅惠群發覺了大哥的遺憾，便透過他的家人聯繫其前妻。感人的是，前妻願意放下過去，來到醫院陪伴大哥度過生命最後三、四個月；雖然大哥缺席了孩子的成長階段，但兒子、女兒也在心理師的協助下，試著與大哥修復家庭關係。多年沒有聯繫，兒子、女兒對於父親在棒壘球運動的成就也感到相當好奇。

曾經在美國工作的羅惠群想到，家裡有一顆從美國帶回來的壘球，於是翻箱倒櫃找到了那顆壘球，帶到病房給大哥。他跟大哥說：「這是我在美國打的壘球，你看看，這跟你們在台灣用的有什麼不一樣？」

那個時候，大哥病況不太好，意識也不是很清晰了，但他看到壘球卻像反射動作一般，伸出手接過球，很自然地旋轉、摸著球身的縫線，甚至嘗試做出拋接動作，一陣把玩後，大哥自信地判斷：「嗯，比較輕喔！」

「我跟他說，如果覺得心情不好，就拿起來玩一玩。」羅惠群說，病房內沒有球棒、手套等運動設備，他便把這顆來自美國的壘球留在病房，同時趁這個機會，把大哥投入棒壘球的故事講給他兒女聽。原本與父親生命歷程疏遠的兒女，也因此對父親的虧欠有了更進一步的理解。

所愛之人贈送的簽名球

看見昏沉的大哥因為熱愛的運動而恢復生命力，羅惠群想著，還能替大哥做些什麼，讓他的生命更沒有遺憾呢？起初，安寧團隊想要帶大哥去球場看比賽，但由於器官已開始衰竭，經常出現譫妄現象，醫生慎重評估後認為不妥。

「來到安寧病房的病人，身體狀況往往不適合再做太多活動了。」羅惠群遺憾地說。很多時候，即使病人有願望想要完成，卻常礙於病況，很難真正去實現。因此在安寧路上，「圓滿」兩個字很多時候是儘量將遺憾減少一點。

雖然「看比賽」無法如願進行，但安寧團隊仍然決定替大哥對棒壘球的熱愛進行「完成式」。羅惠群說，棒壘球賽事在進行冠軍賽時，每支隊伍都會製作一顆簽名球，全隊簽名送給教練等重要人物做為紀念。因此，安寧病房的成員一起在那顆壘球上簽名，最後，也請大哥最牽掛的家人留下簽名。

「大哥，我們知道你以前是很厲害的壘球選手，大家也都很喜歡你，所以我們決定把這顆簽名球送給你。」那一天接過簽名球時，或許是回想到年輕時征戰球場的回憶，意識已開始模糊的大哥感動得掉下了眼淚。而這顆充滿愛的壘球，也一直陪伴大哥走到人生的最後一天。

大哥離開的那日，羅惠群正準備踏入病房，開始一天的工作，就在路上遇見大哥的病床正推離安寧病房。羅惠群說，有時在查房前的準備工作時，發現病人在前一晚逝世，不但病床已經清空，也從住院名單上除名，難免會感到失落，但這次的相遇對他來說，彷彿是冥冥中的安排，讓他有機會最後在心中與大哥好好道別。

「大哥，人生賽事已經順利打完了。」羅惠群祝福安詳躺在病床上的大哥，在另一個世界繼續快樂地打壘球。真實人生中的九局下半，或許沒有辦法做到戲劇化的逆轉勝，但是，盡心完成並享受賽事中的每分每秒，才不枉走過人間一遭。

羅惠群

馬偕紀念醫院心理師。

● 認識安寧團隊：心理師

安寧團隊中的心理師，具備對病人及家屬情緒的敏感度與觀察力，提供他們面對末期疾病時的心理支持與疏導，以及促進彼此寬恕解怨、緩和預期性的哀傷、照顧疲憊等。近年病人自主意識提升，心理師也藉著同理與溝通專長，協助醫病三方做出有共識的醫療決策。

請記得，媽媽也會很想妳

——安寧宗教師德嘉法師見證的母愛

游菩

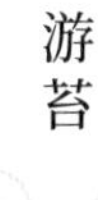

在女兒抵台前，台商媽媽的情緒非常激動，抱著德嘉法師哭著說：「師父，我求求你，再給我一點時間……」

四十六歲的台商媽媽被診斷得了「膽管癌」，堅強地獨自回台接受治療。隨著病情急轉直下，再多的堅強也抵不過對幼小女兒的不捨，於是，大悲學苑的宗教師德嘉法師走進她的生命，在生命最末端的路上陪伴、扶持她。

德嘉法師回憶，剛開始，一直是女強人的台商媽媽非常不能接受自己的病情，但是經過不同階段的靈性關懷與照顧過程，終能漸漸接受事實，也開始替善終之路做準備。

原來，台商媽媽是一位事業非常成功的講師，卻也因為忙碌而忽略了身體病症。她的第一段婚姻非常美滿，但因為雙方對生育一事沒有共識，渴望孩子的她，用自由身重新換取孕育下一代的機會。

如今四歲的小女兒，是她窮盡一切力量所得到、最寶貝的生命禮物。

哭求再一天，與女兒話別

台商媽媽與女兒的感情很好，彼此之間沒有祕密，因此女兒很早便知曉母親要回台灣治療。返台前，母女倆住在機場飯店的最後一天，女兒不死心地多次走出浴室問道：「媽媽，妳要不要一起洗？」執意不肯放棄的邀請，讓台商媽媽誤以為孩子在胡鬧，微慍地問：「妳到底要說什麼？」此時，幼小的女兒才哭著說：「媽媽，妳會不會死？我不要妳死，我不想妳死⋯。」或許正因為返台前女兒的真情告白，讓台商媽媽在生命的盡頭，仍然不斷回頭顧盼，放不下留在上海的女兒。

然而，腫瘤的侵蝕又快又猛，醫師告訴台商媽媽，腫瘤有可能隨時破裂出血，奪走她的生命。

雖然早就做好心理準備，台商媽媽仍然想要再見女兒最後一面，因此在上海的親人決定讓小女兒搭乘隔天一早的班機，回台陪伴媽媽。

在女兒抵台前，台商媽媽的情緒非常激動，抱著德嘉法師哭著說：「師父，我求求你，再給我一點時間、再給我一天⋯。」只求時間能站在她那一邊，讓她可以見到女兒，好好道別。

為了穩定她的情緒，德嘉法師建議台商媽媽，可以先用手機將想對女兒說的話錄下來。

錄下影片，母愛化為萬物陪伴女兒

生命正在與時間賽跑，擔心自己無法見到女兒最後一面，台商媽媽決定把想告訴女兒的話錄成影片：

「妹妹，我是媽媽，我跟妳說，只要有風吹過，那就是媽媽的手在摸妳的臉；如果有雨，就是媽媽在親妳；如果有太陽的時候，就是媽媽把妳抱得暖烘烘的。妳記得，想媽媽的時候，只要抬頭看看天空，妳就能夠看到媽媽。」

「如果妳來的時候，沒有看到媽媽了……沒關係，妳只要記得，媽媽去天堂旅行了。接下來可能會有一點傷心，但是沒關係，因為媽媽也會很想念妳。」

影片中，台商媽媽坐在輪椅上，努力地將眼神聚焦，對著鏡頭比手畫腳，彷彿女兒就在眼前聽著一般。

「那個語調，只要聽了就好糾結、好心疼。」德嘉法師說，短短的幾句話，卻是一位母親竭盡所能想在最短時間內表達的愛。

值得慶幸的是，她如願等到小女兒來台，親口對著女兒說出了她的牽掛。她們共同生活了兩、三天，這位堅強的母親才趁著女兒在客廳看電視時，悄悄嚥下最後一口氣。

「許多往生者會捨不得，不忍心在親人面前斷氣。」德嘉法師感嘆地說，台商媽媽對女兒的愛，堅持到最後一刻都未曾消逝。

愛沒有身體，愛不會消失

台商媽媽過世後，由她的姊姊，也就是小女孩的阿姨暫時照顧孩子。起初，大家都很擔心小女孩沒辦法接受母親過世的事實。不過，年僅四歲的小女孩，卻把媽媽告訴她的話緊緊記在心中。

有一天，小女孩看見阿姨在掉眼淚，便問阿姨：「阿姨，妳是不是很想媽媽？」阿姨說：「對啊⋯⋯。」沒想到，小女孩反過來跟阿姨開玩笑說：「妳沒有妹妹，我沒有媽媽，應該是我比較難過，妳怎麼比我還難過呢？」

接著，小女孩說的話更令人難以置信：「我很難過，但是我還是可以快樂。媽媽有身體，身體會消失不見，可是，愛沒有身體，愛不會消失、不會不見。」

「如果台商媽媽沒有接受安寧團隊的照顧、整理自己的情緒，她可能就沒有機會讓孩子感受到超越生死的愛。」德嘉法師說，宗教師在安寧領域的價值就是看到病人的成長，真正的療癒永遠來自內在。

或許，小女孩仍然需要走過悲傷療癒階段，但她在想念媽媽時，會看看天空、感覺風、感覺雨滴，因為母親的愛就在大自然中環繞著她，不會消失。台商媽媽留給女兒的影片結尾，感性地向女兒道謝、告別：「謝謝寶貝，謝謝妳，當我的女兒。」

德嘉法師

大悲學苑社區靈性關懷培訓督導。

●認識安寧團隊：安寧宗教師

靈性關懷雖不完全等於宗教信仰，但許多安寧團隊邀請法師、牧師、修女等宗教牧靈人員參與，提供靈性照顧。他們多倚重宗教的智慧，陪伴病人面對死亡課題，並協助病人找尋受苦的意義，提供醫療以外的心靈力量。這也是安寧療護兼顧身體、心理、社會、靈性的全人照顧核心。

小天使的心願：回到故鄉

——居家護理師張淑蘭的蘭嶼女兒

游苔

小天使一步一步慢慢拾階而上，終於抵達地勢較高的漁人教會。大家一起坐在階梯上吹著海風，望著日思夜想的大海，小天使的臉上露出了久違的笑容。

從台北到蘭嶼，必須先搭乘六小時的火車到台東，經過半小時車程抵達漁港後，再轉乘二、三小時的船。對一般人而言，蘭嶼已是遙遠之境，但對於生命正在倒數的小女孩來說，再遠，都是她想回去的家。

「在小天使很小的時候，我就認識她了，每次看到她我都想，怎麼會有這麼可愛的小女孩？」張淑蘭是蘭嶼雅布書卡嫩居家護理所的護理師，早年在蘭嶼鄉衛生所服務，小天使的媽媽常常帶著她參加衛生所舉辦的舞蹈活動。當時的小天使不怕生、俏皮可愛，與張淑蘭感情甚篤，她甚至有意認小天使做乾女兒，怎料過沒多久，小天使一家人就離開蘭嶼。

當張淑蘭再次見到小天使時，小小的她已因氣切而無法言語，必須透過唇語與外界溝通，身上也插滿了各種維生機器。原來，小天使從四歲起便常因脖子疼而大哭不止，在東部四處求診都遍尋不著原因，最後在台北榮民總醫院確診罹患非常罕見的脊索瘤，為了醫治小天使的病，父母便帶著孩子們旅居台北。

經過多次手術、放療和化療後，小天使的腫瘤仍然復發，十一歲的小天使主動向父母提出自己的心願：回到蘭嶼，看看陪伴她長大的海，見見許久不曾碰面的朋友。

回蘭嶼的路比想像中漫長

再次踏上回鄉的路程並不容易，當時小天使的神經已受壓迫，不僅四肢無力，甚至無法自主呼吸，即使動用直升機載運，最大的工程還是呼吸與疼痛問題，必須備妥呼吸器、製氧機，以及靜脈注射的克太拉，還有可調控滴速的輸液幫浦；蘭嶼現地除了張淑蘭外，還從台東找來呼吸治療師與腫瘤科醫師共同照護。

此外，小天使一家離開蘭嶼多年，臨時返鄉，住所也成為棘手難題，而達悟族傳統認為，臨終病人會帶來惡靈，很是不祥，最後只能選在紅頭村，也是小天使一家曾經居住的臨時屋落腳。

由於久無人居，不但屋內陳舊雜亂，也遭白蟻蛀蝕，張淑蘭找來部落的年輕人一同整理、恢復水電，讓簡陋的小屋得以供應醫療器材正常運作。

小天使回到蘭嶼的第一天情況並不好，但她還是心心念念著看海，這讓張淑蘭和呼吸治療師、腫瘤科醫師都有點緊張。但為了實現小天使的心願，他們仍然全力支持，除了向蘭嶼衛生所租借大型氧氣筒外，還帶著血氧機隨時監測小天使的生命跡象。

重拾童年快樂，奇蹟般的二十六天

「她的同學、親戚都一起來，有的幫忙搬輪椅、有的幫忙搬儀器。」張淑蘭說，從小天使家到鄰近的漁人教會僅約一百公尺，但由於是泥土路又具坡度，對小天使來說是一段艱難的路程，但是在眾人齊心合力下，小天使一步一步慢慢拾階而上，終於抵達地勢較高的漁人教會。

大家一起坐在階梯上吹著海風，望著日思夜想的大海，小天使的臉上露出了久違的笑容，經過的族人看到小天使，還會突破傳統禁忌，趨前對她說：「喔！小英雄加油。妳很勇敢！」

啟程回蘭嶼前，醫生預估小天使的餘命大約只剩下一週，但小天使回到熟悉的環境，在大海氣味和家人朋友的環繞下，安靜自在地度過整整二十六天才離開人世。

在這段倒數的時光中，小天使把握各種可能，體驗、回味了不少對普通人來說再平凡不過的小事，她參加學校的運動會、逛農會超市、再次穿上達悟族的傳統服裝；雖然因為氣切無法吞嚥，小天使依然嚐到許多念念不忘的美食，比如新鮮現撈的清蒸螃蟹、部落阿姨的手擀蔥油餅，甚至被視為禁忌食物的泡麵……小天使爸媽全面解禁，讓她透過咀嚼感受食物的滋味。

帶著祝福的聽診器，延續安寧之愛

「我想小天使應該是我遇過照護難度最高的案例。」張淑蘭坦言，自己當時處於高度壓力之下，一方面蘭嶼的醫療資源不比本島，沒有照護重症病患的能力，張淑蘭更從未照護過癌末兒童。另一方面，在小天使回到蘭嶼前，張淑蘭已認她為乾女兒，成為小天使口中的「蘭嶼媽媽」，雙方早已不是單純的醫病關係，而是更為緊密的母女關係。

有一天，小天使試著想對張淑蘭說話，張淑蘭卻始終猜不到正確的意思，心裡很是挫敗，此時體貼的小天使竟用唇語說了一句：「對不起。」緊繃的心理壓力加上不捨小天使受苦的情緒，讓張淑蘭的眼淚瞬間傾洩而出。她這才發現，自己花非常多時間鑽研學習小天使的病況與用藥，但其實她更想靠近的，是小天使的心。

在蘭嶼，瑪瑙是最昂貴的珠寶。母親贈送瑪瑙給女兒，是達悟族人代代相傳的傳統。認小天使做乾女兒時，張淑蘭也替她戴上自己親手製作的瑪瑙項鍊，最後，這條項鍊也陪著小天使一起安葬。短短十一年的生命，小天使承受著許多人一生未曾遇見的痛苦，而她也帶著許多人一生未曾享有的祝福，安眠於大地下。

小天使過世後，她母親將一副小天使生前使用的聽診器送給張淑蘭，直到現在，她依然隨身帶著這個聽診器，穿梭在蘭嶼各個角落照看病人。

對張淑蘭來說，這個聽診器是個提醒，也是個激勵，因為小天使選在居家護理所人力最吃緊的時候返鄉，看似是給身為乾媽的她一項艱難的功課，但走過後回望，其實小天使正用她最後的體貼告訴張淑蘭，只要無畏向前，再難的挑戰都能突破。

♡

張淑蘭

蘭嶼雅布書卡嫩居家護理所居家護理師。

● 認識安寧團隊：居家護理師

落葉歸根是許多人最終的心願，安寧居家護理師肩負幫助末期病人回到社區（在宅或在長照機構）善終的使命，並提供醫療和護理來緩解各種不適症狀，讓病人得以在熟悉的環境及摯愛的家人環繞中，無痛、尊嚴地走完生命旅程。

人生最後的願望清單

——全人關懷師陳怡如陪伴癌友活出精彩

唐祖湘

經歷病痛後，她領悟到，夢想不該受限於他人或傳統目光，於是她選定喜歡的白紗及禮服，毅然拍攝一個人的婚紗照，將自己最美麗動人的一刻記錄下來。

「有些事情，如果不趕快做，以後也不會做了。」許多末期病人在生命盡頭往回看時，不約而同地喟嘆。死亡本身並不可怕，可怕的是，面對生命分分秒秒流逝，發現還有好多夢想來不及實現，回想起來有許多懊悔，最終只能抱著遺憾告別世界。

人見人愛、有著一雙甜美大眼睛的小雪，正值二十多歲的燦爛年華，卻意外被診斷出罹患直腸癌。勇敢的她不想讓人生留下無奈與遺憾，決定努力接受治療，堅強對抗病魔，還進一步列出願望清單，把所有想做的事情都寫下來，逐一朝目標努力，就是要在倒數計時的生命中，成就更圓滿的自己。

跟時間賽跑不留遺憾

「小雪年紀輕輕，卻是個非常有想法的女生，對她來說，罹癌就像人生的其他困境一樣，只要接受、勇敢面對、用心治療，一定會變好。」康泰基金會全人關懷師陳怡如形容她眼中的小雪，是個勇敢有智慧，不輕易被病魔擊倒的生命鬥士。

如果沒有生病，小雪可能和多數同齡女生沒兩樣：讀書、求職、追求事業成就，接著結婚、生子，按部就班完成人生每個重要階段，但突如其來的癌症打亂了節奏，逼著她跟時間賽跑，深怕腳步一慢就留下遺憾。

曾經小雪也懷抱著少女心，幻想心愛的人出現，然後披上婚紗，成為最美的新娘。但經歷病痛後，她領悟到，夢想不該受限於他人或傳統目光，於是她選定喜歡的白紗及禮服，毅然拍攝一個人的婚紗照，將自己最美麗動人的一刻記錄下來。

小雪成長於單親家庭，媽媽拚命工作養活母女，卻也讓她的童年只能在不同親友家輪流寄住，居無定所的過去，讓她一直渴望能夠擁有自己的空間。終於，小雪在三十歲時，用辛苦工作累積多年的積蓄買了一間房子，她精心裝飾每個角落，布置成自己喜歡的樣子，從此有一個遮風避雨、真正屬於自己的小窩，再也不用寄人籬下了。

「我想環遊世界、出書、演講、當卡通配音員。」小雪的筆記本上寫著滿滿的願望清單。她並不想當個什麼都不做，只躺在床上接受照顧的病人，所以在病況穩定時，她仍安排與媽媽一起出國旅遊，留下開心的回憶；平常也堅持妝容整齊，打扮得漂漂亮亮，一反病人總是病懨懨的刻板印象。小雪精神奕奕地出現在眾人面前，就是想用行動證明：生病的人也可以享受生活。

努力留下生命軌跡，不枉一生

經過一段時間的治療，正當小雪以為病情逐漸痊癒，人生可以重新開始時，命運之神卻再次捉弄。檢查發現，癌細胞竟已擴散至骨頭，這晴天霹靂的打擊，一度讓小雪心情跌落谷底。

雖然身體不斷承受癌病的劇痛，小雪仍堅強地轉換心境，在病床上拍攝影片，口述繪本《傻比傻利》，分享抗癌歷程。她以溫暖親切的口吻誦讀繪本主角比利的故事，透過比利心中的恐懼擔憂、父母的安慰及陪伴，鼓勵癌友們不要過度懼怕，只要聽從醫囑好好治療，總會有撥雲見日的一天。

成熟獨立的小雪，意志也曾動搖過，在得知病情惡化後，她的情緒開始起伏不定，認為自己積極接受治療，也很認真地生活，老天爺為何這樣對她？憤怒埋怨人生的不公平。

「她的心願幾乎全部完成了，唯一剩下的，就是『不想死』。」陳怡如說，小雪一直害怕自己死亡的過程會很痛苦，但陳怡如安慰小雪，自己見過很多人死亡時就像睡著般安詳平靜，並不如她想像得那樣可怕。

在小雪心中，還有另一個跨不過的坎：她未婚且沒有子女，總擔心死後可能沒有人會記掛自己，彷彿自己不曾存在，所以她盡全力留下生命軌跡，想在這個世界刻下印記。

陳怡如為她打氣：「妳去過很多地方分享自己的故事，在很多病友生病的時候，妳也盡心扮演鼓勵、傾聽的角色，妳的足跡不就留在這些人身上了嗎？」小雪聽進去了，於是她放寬心，繼續努力，將生命僅存的時光活得多采多姿。

從一開始積極完成人生待辦清單，到病情急轉直下的不甘心，再到能夠正視死亡，坦然放手，小雪經歷心境轉折，理解到一個人縱使渺小，但若可以實現人生大部分的心願，還能對他人有所激勵或慰藉，就不枉來世間走過一回！

陳怡如

康泰基金會全人關懷師。

●認識安寧團隊：全人關懷師

隨著病程直逼醫療極限，死亡已不可避免時，將醫療目光由「病」轉向「人」便是安寧療護的重要使命。此時醫療不再以治癒為目標，全人關懷師以「人」為中心，旨在提供病人身、心、社、靈的全方位關心，幫助病人在有限的時光裡，過得安適、有尊嚴、活得「像個人」。

國家圖書館出版品預行編目 (CIP) 資料

用愛, 送你遠行 / 台灣安寧照顧基金會著 . -- 第一版 .
-- 臺北市 : 天下生活出版股份有限公司 , 2022.10
224 面 ; 14.8×21 公分 . --（健康人生 ; 212）
ISBN 978-626-96466-6-1（平裝）

1.CST : 安寧照護 2.CST : 通俗作品

419.825 111014441

用愛，送你遠行

作　　者／台灣安寧照顧基金會　企劃
封 面 設 計／詹筱帆
排 版 設 計／關雅云
採 訪 撰 文／唐祖湘、張靜慧、游苔
責 任 編 輯／謝采芳（特約）
行 銷 企 畫／黃靖晏、高定綸

天下雜誌群創辦人／殷允芃
康健雜誌董事長／吳迎春
康健雜誌總經理／梁曉華
康健出版總編輯／丁希如
出　版　者／天下生活出版股份有限公司
地　　　址／台北市 104 南京東路二段 139 號 11 樓
讀 者 服 務／（02）2662-0332
傳　　　真／（02）2662-6048
劃 撥 帳 號／ 19239621 天下生活出版股份有限公司
法 律 顧 問／台英國際商務法律事務所・羅明通律師
製 版 印 刷／中原造像股份有限公司
裝　訂　廠／中原造像股份有限公司
總　經　銷／大和圖書有限公司
電　　　話／（02）8990-2588
出 版 日 期／ 2022 年 10 月第一版第一次印行
　　　　　　 2023 年 2 月第一版第二次印行
定　　　價／ 350 元
ISBN／ 978-626-96466-6-1（平裝）
ISBN／ 978-626-96466-5-4（EPUB）
書號：BHHH0212P

直營門市書香花園 地址 / 台北市建國北路二段 6 巷 11 號 電話 : (02)2506-1635
天下網路書店 shop.cwbook.com.tw
康健雜誌網站 www.commonhealth.com.tw
康健出版臉書 www.facebook.com/chbooks.tw